TRAITÉ

DES

MALADIES VENTEUSES

OU

LETTRES

SUR LES

CAUSES ET DES EFFETS DE LA PRÉSENCE DES GAZ OU VENTS

DANS LES VOIES GASTRIQUES,

ET SUR LES MOYENS DE GUÉRIR OU DE SOULAGER CES MALADIES;

PAR M.-P. BAUMÈS,

CHIRURGIEN EN CHEF
DE L'HOSPICE DE L'ANTIQUAILLE DE LYON,
ANCIEN DE L'HOSPICE DES VIEILLARDS DE LA GUILLOTIÈRE,
MEMBRE CORRESPONDANT DE L'ACADÉMIE ROYALE
DE MÉDECINE, ETC.

DEUXIÈME ÉDITION

revue et augmentée.

PARIS,

GERMER BAILLIÈRE, RUE DE L'ÉCOLE DE MÉDECINE, 13.

LYON,

CH. SAVY JEUNE, LIBRAIRE ÉDITEUR, QUAI DES CÉLESTINS, 49.

MONTPELLIER,

CHEZ SÉVALLE ET CASTEL, LIBRAIRES

1857.

109

Td. 31.

T. 2660.
E. x.

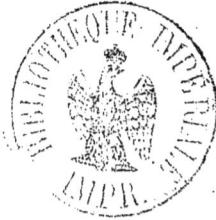

TRAITÉ

DES

MALADIES VENTEUSES.

LYON. IMPR. DE G. ROSSARY,
Rue St-Dominique, n° 1.

TRAITÉ

DES

MALADIES VENTEUSES

OU

LETTRES

SUR LES

CAUSES ET LES EFFETS DE LA PRÉSENCE DES GAZ OU VENTS

DANS LES VOIES GASTRIQUES,

Par M.-P. Baumès,

CHIRURGIEN EN CHEF
DE L'HOSPICE DE L'ANTIQUAILLE DE LYON,
MÉDECIN DE L'HOSPICE DES VIEILLARDS DE LA GUILLOTIÈRE,
MEMBRE CORRESPONDANT DE L'ACADÉMIE ROYALE
DE MÉDECINE, ETC.

DEUXIÈME ÉDITION
revue et augmentée.

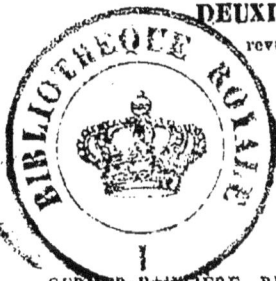

PARIS.

GERMER-BAILLIÈRE, RUE DE L'ÉCOLE DE MÉDECINE, 13.

LYON.

CH. SAVY JEUNE, LIBRAIRE ÉDITEUR, QUAI DES CÉLESTINS, 49.

MONTPELLIER.

CHEZ SÉVALLE ET CASTEL, LIBRAIRES.

1837.

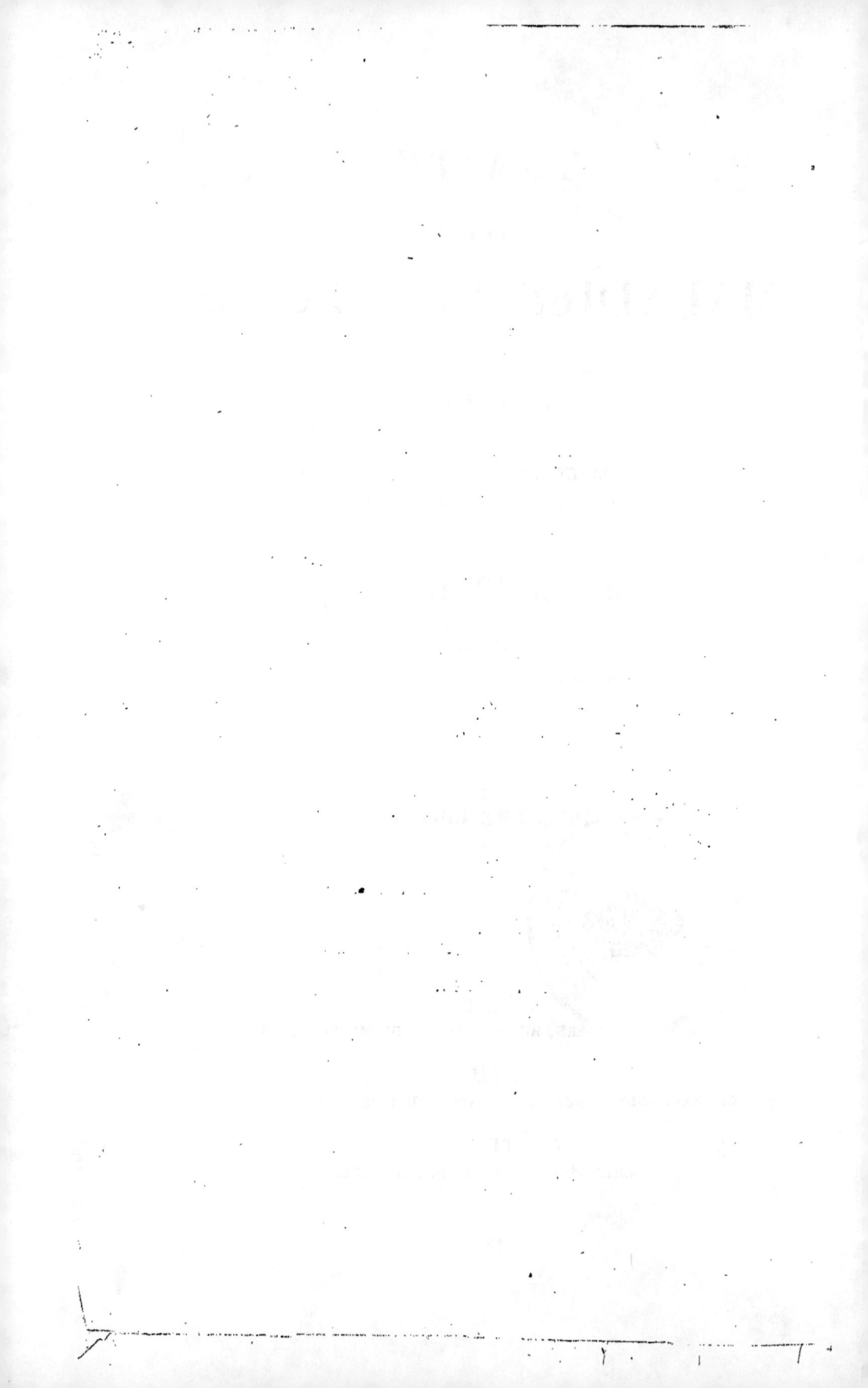

PRÉFACE

DE

LA NOUVELLE ÉDITION.

Je publiai en 1832 et 1833 deux brochures,
sous forme de lettres, où je présentai, dans
un jour et avec un développement nouveaux,
l'histoire des gaz ou vents qui se montrent
dans les voies gastriques de l'homme malade,
et les moyens rationnels de traitement que
l'on peut diriger contre cette maladie, malheureusement trop fréquente, pour laquelle
les médecins sont souvent consultés. La première édition de ces Lettres tirée à quatre
cents exemplaires seulement, fut bientôt
épuisée. Des demandes qui m'ont été adressées par des libraires de la capitale, de la

province et par des gens du monde, affectés de la maladie venteuse, m'ont engagé à publier une seconde édition de cette monographie, avec quelques additions capables de rendre plus complète l'histoire d'un sujet si intéressant, sur lequel les propositions que j'ai émises ont été confirmées, j'ose le dire, par l'assentiment de la généralité de mes confrères, et se trouvent d'ailleurs faciles à vérifier par l'expérience de tous les jours.

L'histoire de l'apparition et des effets des gaz, dans les tissus et les organes autres que les voies digestives, pouvait être publiée à part, indépendamment de l'histoire des gaz considérés dans ces dernières voies. Voilà pourquoi, quoique mon intention soit de poursuivre plus tard l'histoire des gaz dans tous les autres tissus du corps de l'homme, j'ai jugé convenable d'en détacher cette dernière partie, sous le titre de *Traité des maladies venteuses* ; c'est effectivement celle qui seule intéresse d'une manière, pour ainsi dire journalière, la pratique médicale, celle qui mérite seule ce dernier titre. Car un individu n'est considéré, ne se regarde lui-même comme *venteux*, ou ne consulte les médecins pour cette maladie, que lorsque les vents se développent ou se présentent dans les voies gastriques.

J'ai employé d'abord et j'ai conservé, dans cette seconde édition, la forme de *Lettres*, non pas que j'aie eu l'idée de donner plus d'importance à mon sujet et à la manière dont je l'ai traité, en le revêtant ainsi d'une forme à laquelle ont déjà eu recours, pour des sujets plus importants, des hommes d'un mérite bien au-dessus du mien; mais parce que, à l'occasion de quelques conseils qui m'ont été effectivement demandés par un confrère affecté du mal dont je suis moi-même atteint depuis long-temps, j'ai pensé, avec cette forme de correspondance familière, pouvoir plus facilement entrer dans les détails les moins importants en apparence, développer mieux et avec moins de gêne ma pensée, reposer plus souvent l'attention, amener en un mot la conviction dans l'esprit par la voie la plus naturelle et la moins fatigante.

J'avais oublié, en jetant un coup d'œil, dans ma première lettre, sur les travaux antérieurs de quelques médecins relatifs au sujet que je traite, de parler d'une brochure que Fodéré fit paraître en 1829, avec ce titre : *Essai théorique et pratique de pneumatologie humaine*, etc. Je vais ici remplir cette lacune, pour ne pas être obligé d'interrompre le cours de mes lettres par des critiques, qui nous feraient trop souvent perdre de vue notre principal objet.

Cet auteur, affecté lui-même de la maladie venteuse, a fait sur sa personne quelques observations et quelques recherches qui l'ont conduit à établir des propositions peu fondées, ce me semble, sur la source, selon lui la plus féconde, de l'apparition des fluides gazeux dans le corps de l'homme malade. Il ne parle qu'en passant et en trois à quatre lignes seulement de la sécrétion ou de l'exhalation des gaz, relativement à laquelle il ajoute (page 56) : « Il ne répugne pas d'admettre « que les gaz, une fois sécrétés et exhalés, il « n'en filtre à travers les membranes par une « sorte d'*exosmose*, pour me servir du langage de M. Dutrochet. » Peu de médecins sans doute admettront cette sorte d'*exosmose*, cette filtration dont l'idée d'ailleurs avait déjà été émise ou réhabilitée par Haller, qui soutenait, dans ses opuscules de médecine pratique, que les vents, dans les voies gastriques, peuvent filtrer à travers les membranes et se répandre dans la cavité du péritoine.

Si Fodéré, qui joignait d'ailleurs à beaucoup d'érudition un esprit observateur très remarquable, s'était attaché à étudier plus attentivement l'état anatomico-pathologique de la membrane muqueuse des voies digestives, dans le plus grand nombre des cas de développement gazeux à sa surface ou dans sa ca-

vité; s'il avait mieux apprécié les circonstances au milieu desquelles ce phénomène se présente et les fréquents échanges qui ont lieu
entre la production gazeuse et les diverses
maladies d'autres organes, fluxions, irritations, inflammations, etc., qui peuvent la faire
cesser, la remplacer ou être remplacées par
elle, il n'aurait probablement pas écrit que la
source la plus générale de l'apparition des
gaz, dans les voies gastriques, comme dans
les autres tissus, tient simplement *à la remise en liberté des fluides aériformes déjà
contenus dans l'organisme.* N'est-il pas extraordinaire, par exemple, qu'en citant l'effet
de l'arsenic et d'autres substances corrosives
ou vénéneuses, dans les voies gastriques, il
laisse de côté l'état même où doivent se trouver la muqueuse gastro-intestinale et les autres tissus, pour ne voir, dans le développement quelquefois considérable de gaz qui se
présente alors, que cette prétendue *remise en
liberté de fluides aériformes* dont je viens de
parler.

Fodéré ne me semble pas non plus avoir
justement apprécié la nature des causes et des
phénomènes, lorsqu'il cherche à expliquer la
mort subite à laquelle ont succombé plusieurs
individus à qui l'on pratiquait l'extirpation
de tumeurs plus ou moins volumineuses si-

tuées au col, sur le dos, sur la poitrine, plus
ou moins près du cœur, mort qui a eu lieu
pendant l'opération même et qui a été attri-
buée par Dupuytren et quelques autres à l'introduction brusque de l'air dans les veines et
jusque dans le cœur. (La présence de ce fluide
a été en effet constatée alors dans cet organe,
comme dans le système sanguin). Fodéré dit
à cette occasion (page 78) : « Je suis porté à
« penser qu'au lieu d'être venus du dehors cet
« air ou ces gaz existaient déjà comprimés
« dans le corps des malades, que les tumeurs
« en étaient un effet, que peut-être en conte-
« naient-elles aussi, et que l'opération n'a été
« qu'une occasion de lui rendre son élasticité,
« en le délivrant de la pression exercée par la
« tumeur, faisant fonction de soupape, et que
« le bruit qui se fit entendre à cette occasion,
« venait plutôt de la colonne d'air ou de gaz,
« qui sortait avec violence, que de celle qui
« entrait, semblable à celui qui se remarque
« dans la pompe à feu, quand on l'a fait ces-
« ser de fonctionner et qu'on donne un libre
« cours à la vapeur. »

Dans le tableau rapide que trace le même
auteur, des effets produits par les vents, tableau dont je citerai quelques paroles, dans le
courant de ces lettres, il ne me paraît pas non
plus saisir la véritable filiation des phéno-

mènes, lorsqu'il attribue aux flatuosités plusieurs maladies qui en sont plutôt la cause que l'effet. Ce qu'il y a de vrai, dans ces cas, c'est que les flatuosités, par les pressions et les distensions qu'elles déterminent, tendent à aggraver les symptômes dus à la même cause qui, en produisant ceux-ci, les a produites elles-mêmes. C'est un symptôme qui peut augmenter l'intensité des autres symptômes, mais qui ne les fait pas naître. C'est ainsi par exemple, qu'en parlant de l'hystérie, il dit (pag. 43) : « L'intervention des gaz devient évidente dans « la plupart de ces accès hystériques où la ma- « trice et les intestins se gonflent tout-à-coup « prodigieusement, et qui ne se terminent « que par des émissions venteuses, long- « temps prolongées par le haut et par le bas. » Où il semble que les vents et le gonflement déterminé par eux, dans les intestins et la matrice, sont la véritable cause de ce qu'on appelle *hystérie*, tandis qu'ils en sont plutôt l'effet.

Enfin dans l'article du traitement, où il donne cependant quelques conseils hygiéniques et thérapeutiques dont l'expérience lui a démontré l'utilité, ce que dit notre auteur se ressent en partie de l'incertitude, du vague de son opinion, du peu de fixité de ses idées, relativement à la véritable cause de l'appari-

tion des gaz ou vents dans les voies gastriques, hors des cas où ces vents sont dus à
l'introduction de l'air extérieur par la déglutition, ou à la digestion. Au reste, il règne
dans cette première partie de l'ouvrage de Fodéré consacrée uniquement à la pneumatologie, comme dans toute la seconde partie, consacrée principalement à des recherches sur
certains phénomènes d'aberration, de perver-
sion de la sensibilité, de vésanie, d'extase,
de somnambulisme, de magi-manie, etc., il règne, dis-je, une sorte d'obscurité qui découle
de l'idée singulière sous l'influence et pour la
démonstration de laquelle tout ce livre semble avoir été construit, savoir : « que les phé-
« nomènes de la vie organique doivent être
« attribués à un fluide élastique sécrété par le
« système nerveux, se répandant avec un
« juste équilibre dans toutes les parties du
« corps, pouvant s'accumuler avec excès dans
« un organe, se sécréter plus abondamment
« dans quelques autres, fluide composé lui-
« même de gaz réunis en un tout homogène,
« lesquels gaz, par une altération de sécrétion
« et par diverses autres causes peuvent, en se
« séparant, et dans cet état de disgrégation,
« déterminer l'apparition des phénomènes
« venteux dans le corps de l'homme malade

« et même amener la cessation de la vie, etc.
« etc., (page 168). »

Je reviens à mes lettres : comme elles furent
publiées successivement dans deux brochures
dont l'une parut en 1832 et l'autre en 1833,
dans l'intervalle d'une publication à l'autre,
quelques observations et quelques critiques
me furent adressées. J'y répondis dans la seconde brochure; mais à cette réponse que j'ai
laissée la même, dans cette seconde édition,
parce qu'elle m'a paru propre à satisfaire à
toutes les observations, je vais ajouter ici quelques éclaircissements, afin de mieux encore
faire comprendre ma pensée.

Les explications que j'ai données, dans la
seconde brochure, relativement à l'usage fait
par moi des mots *irritation, exhalation ou
sécrétion gazeuse*, relativement au faible rôle
ou au rôle tout-à-fait nul que j'ai fait jouer à
la chimie, lors du développement des gaz dans
les voies gastriques et les autres organes, ces
explications, dis-je, prouvent qu'en agissant
de cette manière, je n'ai fait qu'obéir à la conséquence la plus rigoureuse des faits.

J'ai dit que, hors des cas où ce développement gazeux est dû à la mauvaise digestion, à
la digestion de certains aliments, ou à l'introduction de l'air extérieur par la déglutition,
ou à la gangrène de quelque partie du tube

intestinal, ce phénomène était le résultat d'un mouvement fluxionnaire dirigé vers la muqueuse gastro-intestinale, et que fréquemment il constituait un degré très-important à considérer de la marche ascendante ou descendante de l'inflammation de cet organe. Je crois avoir prouvé cela d'une manière péremptoire, en m'appuyant non seulement sur ma propre expérience, mais bien plus encore sur un grand nombre de faits authentiques empruntés à divers auteurs. J'ai montré que mes recherches et des faits faciles à observer tendaient à faire à peu près complètement exclure, comme source de production gazeuse, la décomposition des matières stercorales, bilieuses, muqueuses, etc., renfermées dans les voies gastriques. Mais je n'ai pas prétendu, comme un petit nombre de médecins semblaient vouloir me le faire dire, que les vents sont toujours le résultat de l'irritation et de l'inflammation. Bien loin de là, j'ai dit que tout tendait à faire admettre un flux gazeux que j'ai appelé *pneumorrhée*, et je l'ai entièrement assimilé aux flux liquides qui ne sont pas certainement toujours le résultat de l'irritation et de l'inflammation. J'ai établi, d'une manière évidente, la justesse de cette assimilation, en montrant les rapports d'analogie ou d'identité (sauf la forme des produits) qui existent entre ces divers phénomènes.

Que sous l'influence d'une forte et brusque émotion de l'ame, qu'à la fin d'un accès hystérique, il y ait développement plus ou moins considérables de gaz dans les voies gastriques, je ne le nie pas; au contraire, je l'établis; car cela est conforme à mes principes. C'est toujours le mouvement fluxionnaire ou la fluxion qui est gazeuse chez l'un, qui aurait pu être liquide chez l'autre, selon ses prédispositions; et, en effet, l'expérience prouve que ces mêmes causes déterminent tantôt des vents, tantôt la diarrhée, selon les tempéraments, les idiosyncrasies, etc. Qu'un individu soit soumis à l'absorption, soit par la peau, soit par la surface extérieure pulmonaire, de gaz plus ou moins délétères, et que l'économie se débarrasse ensuite chez lui de ces gaz, sous forme de vents par l'anus, je ne le nie pas non plus; au contraire, je l'établis : car c'est par des mouvements fluxionnaires, c'est par des flux gazeux ou liquides que l'économie cherche à se débarrasser des substances plus ou moins étrangères ou nuisibles répandues dans son ensemble, témoin ce qui se passe dans l'état normal ou dans l'état morbide à la surface cutanée, dans les reins, etc.; il n'est certainement question dans tout cela ni d'irritation, ni d'inflammation; mais il est question seulement de direction, de concentration de la force nerveuse ou vitale vers un organe exhalant ou sécréteur, de mouvement fluxionnaire ou de *fluxion.* Au reste quel que soit le terme par lequel vous désignerez l'acte morbide qui amène l'exhalation ou la sécrétion liquide, je le répète, vous serez obligé d'employer le même terme, lorsqu'il s'agira de la production gazeuse [1]; car je vous prouverai que ces deux formes de produits sont le résultat au fond d'un même acte morbide. En effet, elles peuvent se suppléer, se remplacer l'une l'autre, et, selon la diversité des tempéraments, des idiosyncrasies, elles apparaissent sous l'influence de la même cause et au milieu de circonstances identiques. Je ne saurais mieux faire ici que de citer ce que j'écrivais, à ce sujet, dans la *Gazette médicale* du 21 février 1835.

« Tous les médecins s'accordent à reconnaître qu'un des phénomènes les plus généraux de l'économie animale, dans l'état morbide, est le mouvement fluxionnaire. Cette observation faite de tout temps, se trouve consacrée dans cette sentence d'Hippocrate :

---

[1] Bien entendu qu'il ne s'agit pas ici des gaz dus à la déglutition, à la digestion, à la gangrène.

Ubi stimulus, *ibi fluxus*. Or, comment se fait-il que lors de la réapparition dans le champ médical de la théorie du vitalisme, malgré les rapides progrès ultérieurs de cette théorie; malgré les idées de Bordeu, de Barthez, de Bichat, etc., on se soit toujours laissé dominer, quand il s'agissait des gaz que présente le corps de l'homme malade, par des considérations presqu'entièrement chimiques, et qu'on n'ait jamais pensé à rattacher ce phénomène au même mouvement fluxionnaire auquel on attribuait tant de produits différents? Cependant les phénomènes gazeux qu'on avait attentivement observés dans l'état normal du corps de l'homme et de quelques animaux, devaient mettre sur la voie de la vérité. Il est vrai que, dans ces derniers temps, on commençait à émettre vaguement sur ce sujet les idées d'exhalation, de sécrétion, d'irritation; mais il y avait loin de ces idées à une opinion arrêtée, démontrée. Ce qui a pu induire long-temps en erreur, c'est que l'on a sans cesse confondu dans les voies gastriques les gaz, résultat certain, incontestable de la digestion quelquefois normale, mais surtout plus ou moins irrégulière, avec tous les gaz qui apparaissent plus ou moins abondamment dans d'autres circonstances où il ne peut être nullement question de digestion. Aussi ces gaz étaient-ils généra-

lement regardés comme le résultat de la décomposition des matières, quoique déjà des
observations très-remarquables de Sydenham,
qui avaient fixé un instant l'attention de ce
grand praticien, montrassent l'exemple frap-
pant d'évacuations purement gazeuses au lieu
de selles liquides, à la suite de l'introduction
d'un laxatif ou d'un purgatif; dans ces dernières années encore, lors de l'invasion du choléra en France, avant la publication de mes
lettres sur les gaz, on a dit et écrit que les gaz
qui se présentaient dans les voies gastriques,
aux diverses phases de cette terrible maladie,
étaient dus à la décomposition de quelques
matières contenues dans le canal intestinal;
mais je répète encore ici ce que j'ai publié : les
gaz, dans ces circonstances, ne sont que le
résultat de la fluxion qui, au lieu d'être liquide, est simplement gazeuse. Beaucoup de
personnes, à Paris comme ailleurs, non sujettes auparavant aux gaz ou vents, n'ont eu
qu'une sorte de cholérine gazeuse, au lieu
d'une cholérine diarrhéique. Beaucoup de personnes qui viennent à Paris pour la première
fois, et qui boivent de l'eau d'Arcueil ou d'autres eaux chargées de sulfate de chaux, etc.,
éprouvent des coliques et d'abondantes éruptions gazeuses en place de la diarrhée, et quelquefois, en même temps, avec la diarrhée.

Tout cela arrive en vertu du même principe, le mouvement fluxionnaire. C'est un fait que l'on peut vérifier tous les jours; mais tout cela a été par moi suffisamment démontré; il s'agit ici d'attirer les regards sur d'autres faces de la même vérité.

« L'idée de la décomposition des matières, comme cause de la formation des gaz, avait été aussi appliquée à tous les fluides de cette espèce qui se montrent dans les divers tissus du corps de l'homme malade. C'est encore là une erreur qu'il m'a fallu combattre. Lorsqu'à la suite d'un mouvement fluxionnaire morbide il se dépose dans quelque lieu de l'économie animale des matières liquides, demi-liquides, solides, qu'il y a plus ou moins dégénérescence, gangrène, etc., jamais, si ces matières sont tout-à-fait à l'abri du contact de l'air, il n'y a formation de gaz, par le fait de leur fermentation, de leur décomposition putride. Ainsi, ne voyons-nous pas des épanchements dans les diverses cavités, de vastes abcès, des amas de différents liquides avoir lieu, pendant un temps plus ou moins long, sans présenter le moindre gaz, soit durant leur séjour dans le corps, soit à l'ouverture des parois du sac qui les renferme? Ne voyons-nous pas de larges, de très-anciennes tumeurs avec confusion de tous les tissus, mélange de tous les liquides, dégénérescence dans quelques points, gangrène même dans quelques autres, avec des substances réduites à une sorte de putrilage, etc.; ne voyons-nous pas, dis-je, ces tumeurs, après leur extirpation, n'offrir à leur examen aucune parcelle de fluide gazeux? Ne connaissons-nous pas des exemples, lors des grossesses extra-utérines, de fœtus restés un grand nombre d'années dans l'abdomen, réduits à un petit volume par l'absorption; ou à une matière putrilagineuse, ou sortant partiellement par diverses ouvertures et à différentes époques, et cela sans le développement d'aucun gaz, soit à l'ouverture des corps qui les renferment, soit à leur issue de ces corps? Il est clair que si cette décomposition putride, cette fermentation avec formation de gaz était possible au milieu des matières amassées dans un tissu quelconque, sans contact de l'air (dans la cavité même de la matrice, cette décomposition avec gaz peut avoir lieu, à cause du contact de l'air), ce phénomène aurait lieu dans tous les cas, ou du moins dans la grande généralité des cas; car il ne dépendrait entièrement que de circonstances physico-chimiques qui doivent bientôt se trouver les mêmes dans tous ces cas. Mais cela ne s'observe pas, et, dans les vues sages de la nature, cela ne pouvait être autrement. N'est-il pas évident en effet, que des gaz, dévelop-

pés toujours abondamment de cette manière,
auraient bientôt causé les plus grands désordres et arrêté tous les mouvements de la vie,
soit par leur présence dans le lieu même de
leur première, apparition, soit par leur trop
grande absorption, dans le système circula-
toire, où, comme je l'ai déjà démontré et
comme je le démontrerai mieux plus tard,
leurs effets sont souvent funestes et même
mortels. La vérité est que les gaz qui paraissent dans ces cas, sont directement le résultat du même mouvement fluxionnaire qui a
produit tous les autres phénomènes morbides;
et alors, leur absorption pouvant se faire successivement et graduellement, en proportion
de leur exhalation, comme cela a lieu pour
d'autres substances, les effets fâcheux que je
viens de signaler sont beaucoup moins à craindre. C'est lorsque l'absorption n'est pas en
rapport avec cette exhalation, que nous voyons
paraître des fluides gazeux dans le péritoine,
la plèvre, le tissu cellulaire, avec les abcès, etc.;
des faits, pour démontrer la vérité de ces
principes, se présentent et se présenteront
très-fréquemment aux médecins qui voudront
bien fixer leur attention sur ce point intéressant de pathologie [1].

Les observations où des tumeurs, suites de chutes, de

« Le développement des gaz, dans le corps de l'homme malade, est un fait qu'on ne peut méconnaître, relativement auquel il ne faut pas se contenter d'idées vagues plus ou moins chimiques, dont il faut rechercher et déterminer autant, qu'il est possible, la cause et l'origine, dont il faut, en un mot, assigner la place dans le cadre nosologique; car enfin, un fait pathologique aussi fréquent, aussi général que celui-là, vaut certainement bien la peine d'être sérieusement et attentivement étudié. Qu'est-ce qu'un gaz? Quelle différence y a-t-il entre un gaz, un liquide, un solide? Aucune, si ce n'est un rapprochement plus ou moins grand des molécules. La nature produit les gaz à l'intérieur ou à la surface des tissus par des procédés analogues à ceux qu'elle emploie pour produire les liquides. C'est toujours hors des cas de digestion, etc., que j'ai signalés dans mes lettres, c'est toujours, dis-je, le résultat d'un mouvement fluxionnaire qui constitue le phénomène ou un des phénomènes morbides les plus généraux de l'économie animale. »

Depuis la publication de mes Lettres sur les

coups, de contusions, etc., n'ont offert que des gaz, qui ont souvent induit le chirurgien en erreur, observations dont j'ai cité déjà et dont je citerai plus tard encore de frappants exemples, s'expliquent absolument par les mêmes principes.

gaz ou vents, dans les voies gastriques (1832-
1833), aucun autre ouvrage n'a paru, à ma
connaissance, sur le même sujet. Aucun autre
fait n'est venu contredire les principes que j'ai
posés. Aucune nouvelle observation recueillie
dans ma propre pratique où j'ai eu l'occasion
de voir et de traiter un grand nombre d'individus affectés de la maladie venteuse, n'est
venue changer ou modifier mon opinion et ma
conviction à cet égard. Au contraire, tout est
venu pour les confirmer; et si je n'avais déjà
envisagé, dans mes lettres, cette maladie sous
toutes ses faces; si tous les faits dont j'ai été
témoin depuis lors, n'étaient pas une répétition exacte de ceux que j'ai déjà présentés en
assez grand nombre, j'aurais pu en ajouter
beaucoup d'autres; mais cela eût été inutile et
fastidieux. L'essentiel était de faire voir comment ces faits et les conclusions qu'on peut
en déduire doivent conduire à des idées plus
fixes, plus arrêtées sur le traitement; car c'est
là constamment le but auquel doivent tendre
toutes les recherches, dans l'examen des faits
pathologiques; sans cela, ces recherches de-
viendraient futiles, nulles ou dangereuses.

Le traitement dont j'ai cherché à tracer les
règles avec quelque soin, est une conséquence
toute naturelle des principes qui ressortent
des faits cités, et les personnes même étrangè-

res à la médecine, qui sont affectées de la maladie venteuse, pourront facilement, en trouvant dans ces faits l'image fidèle de leurs maux, apprécier et s'appliquer à elles-mêmes les conseils basés sur l'expérience que j'ai donnés à l'article de ce traitement.

Enfin la forme de lettres que j'ai donnée à mon ouvrage m'a fourni l'occasion, m'a permis et quelquefois même m'a forcé de revenir à plusieurs reprises sur certaines parties de mon sujet. Si quelques personnes étaient tentées de trouver là des répétitions, je les prie de considérer que ces répétitions, si l'on peut les nommer ainsi, devenaient indispensables, pour établir dans tout leur jour, des propositions dont je crois devoir regarder maintenant la vérité comme suffisamment démontrée.

TRAITÉ

DES

MALADIES VENTEUSES.

Première Lettre.

MONSIEUR,

Vous me demandez, depuis long-temps, des
conseils sur le mal qui vous tourmente, qui vous
rend quelquefois, dites-vous, la vie insupportable,
et dont vous avez tant de peine à vous soulager.
C'est précisément le même mal qui m'a tourmenté
et me tourmente encore, ce qui en a fait nécessairement pour moi l'objet de nombreuses recherches. Je ne saurais mieux vous répondre qu'en
vous donnant de ces recherches une analyse succincte, dans quelques lettres. Après avoir ainsi étudié avec moi les causes et les effets de ces *gaz* ou
vents, dans les voies gastriques, vous serez naturellement conduit à la découverte du traitement le plus convenable et le plus rationnel.

Les gaz qui paraissent, en général, dans le
corps de l'homme, avaient été très-anciennement
considérés. Hippocrate en parle souvent, et plu-

1

sieurs de ses propositions sont admirables par
leur parfait accord avec ce que l'expérience nous
montre tous les jours. C'est sous le rapport du
pronostic, dans les fièvres et les affections des
voies gastriques, qu'il dit avec raison : *in febribus,
alvo inflatâ, flatus non erumpere, malum*. Dé-
puis ce temps de simplicité et de vraie grandeur
pour la médecine, l'histoire des gaz a eu le sort
de la plupart des autres branches de cette science.
On a négligé les faits et l'expérience ; on s'est oc-
cupé de théories et de dissertations. On a écrit
des *Pneumato-pathologies*, dans lesquelles les
esprits animaux, la chaleur, la fermentation, la
putréfaction, le spasme, l'atonie, etc., jouaient
le principal rôle, et formaient la base de quelques
systèmes, simple fruit de l'imagination sous laquelle on faisait plier les faits. Galien avait presque fait briller un rayon de lumière, mais bientôt
perdu, lorsque dans ses divisions du phénomène
de l'inflammation, il considérait une inflammation *emphysémateuse*, c'est-à-dire avec *pneuma*.

Cependant, à diverses époques, des observations remarquables d'anatomie pathologique, rap-
pelaient l'attention sur cet intéressant sujet. Les
vastes ouvrages de Bonnet, et surtout du célèbre
Morgagni, fournissaient des matériaux précieux à
cette partie obscure de la pathologie. Combalusier, vers le milieu du siècle passé, avait essayé
de réunir toutes les connaissances possédées alors,
dans une *Pneumato-pathologie*, ouvrage qui n'est
pas sans mérite, mais qui n'offre d'ailleurs d'au-

tre avantage que cette réunion , et aussi imparfait, sous tous les autres rapports, que les ouvrages qui l'avaient précédé. Avant la savante *Analyse des tissus*, par Bichat, il n'était guère possible de rattacher, d'une manière positive, la formation des gaz, dans beaucoup de cas, à un état particulier des tissus. Alors on commença à émettre, dans quelques théories, les idées d'exhalation, de sécrétion, d'irritation, d'inflammation; mais ces idées restèrent sans développement. C'était à l'intérieur des voies gastriques que l'apparition des gaz offrait surtout des phénomènes obscurs et difficiles à expliquer ; c'était cependant là qu'il était essentiel de les étudier, et leur histoire bien connue bien approfondie dans cette partie, devait jeter un grand jour sur leur histoire générale, en les considérant dans toutes les parties du corps de l'homme.

Dans ces derniers temps, on s'est livré à l'analyse de tous les gaz qu'on a pu extraire des voies gastriques ; mais cette analyse n'a rien appris au médecin sur ce qu'il lui importe le plus de connaître, sur la véritable source de ces gaz. Van Helmont avait même déjà indiqué là-dessus ce que Jurine et d'autres ont ensuite découvert, car voici un passage extrait de son ouvrage (*De flatibus*, § 48, 49.....) : « Ructus , sive flatus origi- « nalis in stomacho, prout et flatus ilei, extinguunt « flammam candelæ ; flatus autem stercoreus, qui « in ultimis formatur intestinis, atque per anum « erumpit, transmissus per flammam candelæ,

« transvolando accenditur, ac flammam diversi
« colorem, iridis instar, exprimit; qui verò in
« ileo sive in intestinis gracilibus formatur, nun-
« quàm est inflammabilis, sæpè inodorus est.... »

Bernard Gaspard (dans une *Dissertation phy-
siologique sur la gazéification vitale*, etc., publiée en 1812), considère les gaz, en général,
dans les plantes, les animaux; mais cet ouvrage
ne renferme guère de directement relatif au sujet
tel que je le considère, que la proposition suivante : « L'emphysème spontané s'observe presque toujours dans le cas d'*irritation vitale*, comme
dans la variole, la rougeole, la scarlatine, le rhumatisme, le panaris, la sueur supprimée, la gale
répercutée, etc.... » Une thèse de M. Girardin (*Dissertation sur les gaz intestinaux*, Paris 1814), et
quelques autres écrits peu connus renferment
encore quelques matériaux utiles, mais dans aucun de ces écrits les gaz n'y sont considérés sous
le point de vue qui doit principalement fixer l'attention du médecin.

En 1825, M. Portal fit paraître un Traité sur la
pneumatie, dans le cinquième volume de ses *Mémoires sur la nature et le traitement de plusieurs
maladies*. Cet ouvrage, précieux en ce qu'il est
comme le résumé de tout ce que l'on savait avant
lui sur l'apparition des gaz dans le corps de
l'homme, en ce qu'il renferme une foule de faits
qui pourraient servir à l'établissement d'une bonne
théorie de la formation des gaz dans l'économie
animale, est d'ailleurs aussi vague, aussi peu

exact que ceux qui l'ont précédé, sur le point le
plus essentiel à connaître, c'est-à-dire la véritable étiologie de ce phénomène. Ainsi, on y voit
la pneumatie déterminée par excès ou défaut d'é-
vacuation, par des fièvres, par pléthore, par inflammation, par suppuration, par gangrène, par
divers vices avec ou sans fièvre, par des poisons,
par des exanthèmes, par douleurs, rhumatisme,
dentition, vers, piqûres, blessures, engorgements,
obstructions, spasmes, convulsions, paralysies,
etc., etc., c'est-à-dire, par toutes les maladies
imaginables et par toutes les causes imaginables
de maladie; de manière qu'il faut chercher le
traitement dans l'ensemble de tous les chapitres
d'une pharmacopée. On y trouve cependant quelques passages très-remarquables; tel est le suivant (page 213) : « Quelques médecins, persua-
« dés que les vents ou les gaz provenaient de
« l'inertie des solides, conseillaient, pour les
« combattre heureusement, les remèdes toniques
« plus ou moins échauffants. Le nombre des
« remèdes tirés de cette classe qu'on admit fut
« très-multiplié; mais il n'y eut que trop de pneu-
« maties encore qu'ils ne guérirent pas, ou con-
« tre lesquelles ces remèdes n'opérèrent que de
« fâcheux effets. C'est ce que reconnurent plus
« tard de véritables grands praticiens, parmi les-
« quels nous devons comprendre notre célèbre
« Baillou, Lazare Rivière, Sydenham, Méad,
« Boerhaave, Stahl, Van Swieten, Pringle, Sau-
« vages surtout, De Haen, Tissot, Lieutaud et

« d'autres encore, qui, ayant observé qu'un
« grand nombre de pneumaties provenaient d'une
« *irritation* tendant plus ou moins à l'*inflamma-*
« *tion*, si elle n'existait déjà, eurent recours,
« dans ces cas, à des remèdes entièrement diffé-
« rents ; je veux dire qu'ils conseillèrent les relâ-
« chants, les anodins, la saignée même, etc., etc. »
Enfin, en 1829, Fodéré, sujet lui-même à la maladie venteuse, publia, sur cette maladie, une
brochure dont je pourrai faire usage dans le courant de ces lettres, en vous citant les seuls passages, en très-petit nombre, qu'elle renferme,
capables de nous être, pour le traitement surtout, de quelque utilité.

En proie comme vous, depuis très-long-temps,
à un développement considérable de gaz dans les
voies gastriques, j'ai naturellement été conduit,
pour me soulager, à faire quelques recherches
sur cette triste affection. Aussitôt que je commen-
çai mes études en médecine, je compulsai les ouvrages les plus importants que je pus me procurer
sur cette matière ; je n'y trouvai que les théories,
les hypothèses dont j'ai parlé, et, pour le traite-
tement, aucun conseil qui m'ait été bien profita-
ble. Les professeurs que j'ai consultés, dans les
diverses écoles, ne m'ont jamais donné de réponse bien satisfaisante ; aucun ne m'a paru avoir
une idée arrêtée sur l'étiologie de ce phénomène,
et plusieurs m'ont dit que c'était un sujet entièrement neuf qui restait à exploiter ; les ouvrages
les plus modernes d'anatomie pathologique en

font à peine mention. M. Broussais, dont j'ai suivi quelque temps la pratique au Val-de-Grâce (en 1821 - 1822), a constamment répondu à mes questions réitérées, que les gaz sont le résultat de l'irritation ; mais voilà tout. Je résolus alors de ne plus m'adresser qu'à mes propres recherches, que j'avais déjà commencées et que je poursuivis avec ardeur. J'allai partout, dans les hôpitaux, cherchant des malades affectés de cette maladie ; je ne les perdais pas de vue, je les interrogeais constamment, j'analysais l'effet des remèdes qu'on leur faisait prendre, j'assistais à l'ouverture des cadavres de ceux qui succombaient, ou j'en faisais moi-même l'autopsie. J'ai recueilli ainsi un grand nombre de faits, notamment dans les diverses salles de l'Hôtel-Dieu de Lyon, lorsque je faisais le service d'interne ; j'ai ensuite comparé tous ces faits à ceux qu'a pu me procurer ma pratique en ville ou à la campagne et aux observations les plus remarquables consignées dans les divers ouvrages d'anatomie pathologique, notamment celui du célèbre Morgagni, et dans le Traité de la *pneumatie* de M. Portal. J'ai réuni, de cette manière, de nombreux matériaux, qui pourront me servir plus tard à publier un Traité de la *pneumatie* en général. J'en extrais aujourd'hui, en réponse aux questions que vous m'adressez, la partie, selon moi, la plus importante et la plus difficile, c'est l'histoire succincte de la formation et des effets des gaz dans les voies gastriques. Pour vous donner, dès le premier abord, une idée générale de la manière dont je considère mon sujet, j'inscris ici les principales propositions que j'espère vous démontrer successivement, et qui sont comme le résumé de tout ce que contiendront mes diverses lettres.

Les gaz, dans les voies gastriques, sont dus à diverses causes : quelquefois c'est l'air atmosphérique qui est entré par les mouvements de la déglutition, de la respiration même, ou l'air atmosphérique, ainsi que d'autres gaz contenus, toujours en plus ou moins grande quantité, dans les aliments; d'autres fois ils résultent de l'opération, comme chimico-vitale, qui constitue la digestion, mais surtout lorsqu'il y a mauvaise digestion ou indigestion complète. Ils pourraient provenir encore, d'après la croyance générale, d'un commencement de décomposition de quelques matières qui séjournent trop long-temps dans les divers points du tube intestinal, mais vous verrez plus tard ce qu'il faut penser de cette opinion. L'espèce de putréfaction, de décomposition qui suit la gangrène, comme on le voit dans le cas des hernies étranglées, peut également les engendrer. Hors de ces cas (et c'est sous ce rapport surtout que je vais les considérer), leur production est due à une action vitale, une véritable *exhalation* qui peut avoir lieu, et qui a lieu effectivement dans l'état de santé, mais qui, le plus souvent, est le résultat d'une maladie de la muqueuse gastro-intestinale, d'un état d'*excitation*, d'*irri-*

tation de cette muqueuse, et, en apparence, quelquefois d'un état d'*atonie*.

De même qu'il existe, et que les pathologistes admettent un flux séreux, sanguin, muqueux, purulent, etc., il existe et il faut admettre un flux gazeux, aussi important à considérer que les autres, et le développement des gaz constitue alors un de ces flux par lesquels la nature réagit contre les excitations diverses, en obéissant à ce principe posé par Hippocrate : *Ubi stimulus, ibi fluxus.* Ce phénomène a lieu d'autant plus fréquemment qu'il y a plus de disposition particulière de la part de l'individu, une idiosyncrasie spéciale ; car il y a une disposition, une idiosyncrasie pour ce produit, comme pour les produits séreux, muqueux, purulents, sanguins, etc..... On doit établir une *pneumorrhée* (ce mot peut rendre ma pensée), comme on a établi une *hémorrhagie*. Cela est si vrai, que ces exhalations se remplacent, se succèdent quelquefois chez le même individu et dans la même maladie. On en trouve un grand nombre d'exemples dans les auteurs. On voit dans les ouvrages de Fabrice-de-Hilden, Hoffmann, Bonnet, Lieutaud, Morgagni, Vidal, Portal, etc., etc., que des développements considérables de gaz, dans les voies gastriques, ont souvent succédé à des irritations exhalatoires ou sécrétoires de la peau, à des dartres, à divers exanthèmes, à des diarrhées séreuses, muqueuses, à l'hématémèse, aux hémorrhoïdes, et réciproquement. Je vous rapporterai les observations les plus remarquables, et la

pratique médicale doit tous les jours offrir de
semblables exemples à tous les médecins. De
même qu'une partie qui est le siége d'une congestion, se dégorge par un flux séreux, muqueux,
sanguin, purulent, etc., elle peut se dégorger
aussi par un flux gazeux, phénomène important,
qui, jusqu'à présent, n'avait pas fixé l'attention
d'une manière convenable, parce qu'au lieu de
rattacher le développement des gaz à un état des
solides vivants, on l'expliquait par diverses hypothèses plus ou moins dépourvues de fondement.

Si le simple mouvement fluxionnaire ou la
fluxion, si l'excitation, si l'irritation seule peuvent engendrer les gaz, ceux-ci sont très-souvent
aussi des produits, une des terminaisons de l'inflammation elle-même; et quand on affirme que
l'inflammation peut se terminer par résolution,
par suppuration, par gangrène, par l'état chronique ou par un flux séreux, muqueux, etc., il
faut ajouter qu'elle peut se terminer aussi par un
flux gazeux; de manière que les gaz, ainsi considérés, au lieu d'offrir un accident de peu d'importance, constituent au contraire un phénomène
général, aussi essentiel à étudier, à connaître,
que les autres terminaisons de l'inflammation
dont je viens de parler; et les livres de pathologie offrent, sous ce rapport, une lacune à remplir.

L'inflammation est d'autant moins grave qu'il y
a plus de gaz produits, parce qu'ils sont une voie

de dégorgement , voie favorable qui empêche la nature de se livrer à d'autres travaux morbides plus ou moins funestes, voie que l'on serait heureux de pouvoir déterminer, mais qu'il est aussi difficile d'obtenir qu'une hémorrhagie par les vaisseaux exhalants.

Dans toute inflammation aiguë ou chronique , lorsqu'il n'y a pas encore désorganisation de la muqueuse gastro-intestinale, si , pendant le cours de l'inflammation, il se produit beaucoup de gaz, on peut espérer une issue favorable, ou du moins un amendement dans la marche de l'affection. Si les gaz se suppriment, c'est parce que l'inflammation est devenue plus intense ; s'ils se rétablissent, et qu'ils soient expulsés facilement, c'est parce qu'elle diminue d'intensité, de manière que l'apparition, la disparition, la difficulté plus ou moins grande d'expulsion des gaz ou vents, deviennent singulièrement utiles au médecin pour le diagnostic et surtout pour le pronostic des affections des voies gastriques.

Les effets des gaz, dans les voies gastriques, sont extrêmement variés, effraient souvent par les symptômes graves qu'ils déterminent, et ont plus d'une fois induit en erreur les praticiens les plus exercés. Quelquefois, sans trouver issue par la bouche ou par l'anus, ils sont absorbés rapidement ou plus ou moins lentement : tantôt par le système lymphatique, et alors soumis comme la lymphe, en général, à une élaboration particulière de la part de ce système, ils disparaissent, le plus souvent, combinés avec cette lymphe, le chyle; tantôt par le système veineux, et alors, absorbés dans le sang ou combinés avec lui, ils peuvent, sous l'influence de circonstances extrêmement difficiles à apprécier, reprendre leur forme élastique, distendre, comprimer les organes, gêner, arrêter la circulation, produire des accidents formidables, la mort même, comme lorsque ce dégagement a lieu dans le cœur ou dans les vaisseaux du cerveau; cas peut-être moins rares qu'on ne pense, et dont on trouve quelques exemples très-remarquables, surtout dans l'ouvrage de Morgagni.

Le traitement des flux gazeux, dans les voies gastriques, a dû se ressentir de l'incertitude et du vague des idées sur les causes et les effets de cette affection morbide. Aussi les médications les plus bizarres, les plus contradictoires et les plus insignifiantes ont tour-à-tour été employées. Ce traitement peut être *vital, chimique* et *mécanique* : *vital*, quand on cherche à modifier l'organisation, l'action vitale elle-même qui engendre les gaz, ou à les faire expulser, en agissant sur la contractilité du tube gastro-intestinal; *chimique*, quand on introduit dans les voies gastriques des substances qui puissent, en se combinant avec eux, en absorber ou en faire disparaître une partie; *mécanique*, quand on cherche a les extraire, soit par la bouche, soit surtout par l'anus, soit même par un point quelconque des parois du ventre, au moyen d'une opération chirurgicale.

CONCLUSION. L'histoire des gaz, surtout des gaz considérés en particulier dans les voies gastriques, est un sujet à peu près neuf, quoique extrêmement important à étudier et à approfondir. Cette étude doit nécessairement être féconde en considérations très-utiles, applicables à la pratique de la médecine.

Vous voyez, Monsieur, d'après le tableau rapide que je viens de tracer, combien est intéressant le sujet considéré de cette manière. J'espère que cet intérêt ne s'affaiblira pas, et que des vérités utiles deviendront manifestes dans le développement de ces diverses propositions. Je commencerai cette tâche dans ma seconde lettre.

Seconde Lettre.

CAUSES DE LA PRÉSENCE DES GAZ OU VENTS DANS LES VOIES GASTRIQUES.

Vous savez que des enfants viennent quelquefois au monde, avec des gaz ou vents, en assez grande quantité, dans les voies gastriques. Le ventre est balloné; ces gaz se font ordinairement jour par l'anus, avec ou avant, ou après l'issue du méconium. Quelle peut être la cause de ces gaz? Ils ne sont pas dus à l'air atmosphérique. Ils ne proviennent pas de la digestion, puisqu'il ne s'en est pas encore opéré, au moins dans le sens que nous donnons à ce mot, dans la vie extra-utérine. Ils ne sont pas le produit d'une opération chimique, d'une combinaison, d'une décomposition des matières exhalées ou sécrétées, contenues toujours, en plus ou moins grande quantité, dans le canal intestinal; car alors tous les enfants, sans distinction, étant soumis aux mêmes conditions, devraient offrir le même phénomène, ce qui n'a pas lieu : de plus, ne sait-on pas que certains individus, très-constipés habituellement, gardent, pendant long-temps, dans le tube digestif, des fluides muqueux, de la bile, des matières stercorales, etc. , sans l'apparition d'aucun gaz, preuve que cette prétendue décomposition, fermentation, qui engendrait tant de gaz, selon quelques anciens médecins , n'a lieu que très-rarement et dans des circonstances particulières qu'il est très-difficile de bien connaître. Les gaz, chez ces enfants, ne sont pas non plus le résultat de la putréfaction, de la gangrène, puisque ces enfants sont sains. Donc il faut que ces gaz soient engendrés là, comme le sont les fluides plus ou moins séreux, muqueux, etc., par une disposition, par un état particulier de la membrane muqueuse ; et c'est précisément cet état particulier que je vais tâcher bientôt de définir et d'apprécier.

Lorsque l'enfant est sorti du sein de sa mère , le premier phénomène qui se présente est l'introduction de l'air dans quelques cavités du corps, notamment dans la cavité thoracique ; ce qui a lieu non seulement par l'effet de sa pesanteur, lors de la dilatation active des parois de cette cavité , mais encore par une attraction particulière exercée sur lui de la part de l'organe pulmonaire. En même temps l'air fait effort pour s'introduire et s'introduit en effet, jusqu'à une certaine profondeur, dans d'autres cavités, telles que l'œsophage, le rectum, etc. De là, avec le concours de quelques autres causes, nouvelle stimulation exercée sur ces organes, issue, expulsion du méconium, des mucosités, des glaires, etc. Peu à peu l'air pénètre plus profondément, et bientôt le tube intestinal, par ses mouvements continuels, le fait circuler dans presque toute sa longueur. Alors la présence des gaz, dans les voies gastriques, peut commencer à être due, en partie à l'air atmosphérique ; de plus cet air peut entrer dans l'estomac par la déglutition : ce fait ne doit pas être révoqué en doute ; Chaussier, Gosse, Magendie, après beaucoup d'autres, l'ont très-bien prouvé, et d'ailleurs, avec un peu d'exercice, on peut s'habituer à avaler facilement de l'air. Je le fais moi-même, sans grand effort, et j'ai vu un de mes condisciples se procurer ainsi une tympanite. De plus encore, les divers aliments dont nous faisons usage renferment toujours plus ou moins d'air dont la mastication, même la plus parfaite, ne peut les dépouiller complètement, et qui s'introduisant avec eux, dans l'estomac, s'y développe, s'y amplifie par la chaleur, se répand plus bas, etc. L'air atmosphérique peut donc être une des causes de l'apparition des gaz ou vents dans les voies gastriques.

L'acte de la digestion, dans l'état normal et dans un estomac bien constitué, s'opère ordinairement sans formation ou avec une très-petite formation de gaz. Cela paraît résulter d'expériences pratiquées sur les animaux et de quelques observations faites sur l'homme lui-même, soit parce que l'estomac, en proie à une lésion particulière, une fistule, etc., permettait d'observer ce qui se passait pendant ou après la digestion ; soit, parce qu'on a pu examiner les cadavres de quelques in-

dividus morts, pendant que la digestion s'opérait,
ou immédiatement après cette opération. Le gaz
recueilli sur le cadavre d'un supplicié, par Magendie, et analysé par Chevreul, était composé
sur 100,00 de la manière suivante : oxigène, 11,00;
acide carbonique, 14,00; hydrogène pur, 3,35;
azote, 71,45. D'apres Leurret et et Lassaigne, le
gaz recueilli dans l'estomac d'un chien nourri
avec de la viande, renfermait : acide carbonique,
43 parties; hydrogène sulfuré, 2; oxigène, 4;
azote, 31; hydrogène carboné, 20. Il est démontré cependant que certains aliments dits *venteux*,
produisent un plus grand développement de gaz
que d'autres. Tels sont les châtaignes, les choux,
les haricots, les pois, beaucoup de fruits crus, etc.
Chez les estomacs forts, qui digèrent habituellement bien, une même quantité donnée de ces aliments, produit infiniment moins de vents que
chez les estomacs faibles, qui digèrent habituellement mal. Cela tient à ce que chez les premiers,
les sucs gastriques, biliaires, pancréatiques non
altérés jouissent pleinement de la faculté que la
nature leur a donnée, dans l'acte comme chimico-
vital de la digestion, d'empêcher le développement des gaz qu'entraîne nécessairement cette
opération, lorsque par le vice des agents qui doivent la produire, elle s'approche davantage de la
fermentation chimique, comme cela a lieu dans
les estomacs faibles ou malades. Au reste les sucs
gastriques, biliaires, pancréatiques n'offrent pas
parfaitement la même composition ni les mêmes

2

propriétés chez les divers individus. Ils portent,
pour ainsi dire, l'empreinte des idiosyncrasies,
des tempéraments, et peuvent être plus ou moins
favorables au dégagement, à la formation des gaz.
Ceux-ci paraissent alors principalement formés
d'acide carbonique, d'azote, d'hydrogène, d'air
atmosphérique. Il est difficile de dire précisément
à quelle composition, à quelles qualités particulières de ces substances alimentaires tient ce plus
grand développement de gaz. Comme cela est
d'ailleurs fort peu important pour la manière
dont je considère mon sujet, il me suffit de reconnaître ici le fait, de savoir que c'est à l'aliment
qu'il est dû, et il n'y a alors de vraiment intéressant à étudier que les effets que produisent,
dans les voies gastriques, ces gaz une fois développés, et le traitement qu'il faut leur appliquer.

Dans tout ce qui précède, je n'ai encore parlé
que d'une digestion supposée bonne, relativement à l'estomac qui l'opère; mais s'il y a mauvaise digestion, indigestion plus ou moins complète, outre les gaz que j'ai signalés, il s'en produit
souvent d'autres plus nuisibles, l'hydrogène sulfuré, carboné, etc., dont la présence dans le tube
digestif peut amener des accidents plus ou moins
graves. Si on admet maintenant que la mauvaise
digestion, l'indigestion plus ou moins complète
ont lieu dans un estomac affecté, depuis un temps
plus ou moins long, d'une maladie quelconque;
s'il y a altération d'un ou de plusieurs des liquides exhalés ou sécrétés, désignés sous le nom

collectif de suc gastrique, ou de la bile, ou du suc pancréatique, en un mot, d'un ou de plusieurs des agents qui sont indispensables à la transformation de l'aliment en chyme et en chyle, alors le développement de gaz pourra être encore beaucoup plus considérable, et les phénomènes morbides plus intenses. Il résulte, et je conclus de tout ceci, que l'acte de la digestion peut être une cause de l'apparition des gaz ou vents dans les voies gastriques.

Anciennement on croyait et on écrivait que la décomposition des matières de différentes natures contenues dans le tube intestinal, engendrait beaucoup de gaz; je vous ai déjà fait observer que des personnes sujettes à de longues constipations, malgré le séjour ainsi long-temps prolongé des matières biliaires, stercorales, etc., dans les voies digestives, n'offraient cependant que très-peu ou point de vents, et quelquefois ces voies restent plusieurs jours comme encombrées par ces matières, sans que le moindre vent se développe. Ainsi, si ce développement a lieu par cette cause, ce ne peut être que très-rarement et dans des circonstances qu'il doit être très-difficile d'apprécier.

Enfin, il peut arriver que la gangrène se manifeste dans une partie quelconque du tube alimentaire, par suite d'inflammation, d'ingestion de quelque poison, d'étranglement, etc., alors la partie mortifiée se décompose et produit des gaz plus ou moins irritants ou délétères qui se répandent dans l'estomac et les intestins ; c'est donc encore là une source de la présence des vents dans les voies gastriques.

Si vous vous rappelez les différentes causes de développement des gaz énumérées jusqu'à présent, vous trouverez : 1° l'introduction de l'air par la respiration, la déglutition, avec les aliments liquides, solides, etc.; 2° l'acte de la digestion, surtout la mauvaise digestion ; 3° dans quelques cas très-rares, si toutefois il en existe jamais, la décomposition des matières renfermées trop long-temps dans le tube intestinal ; 4° la gangrène.

Mais hors de ces cas, il peut se développer et il se développe effectivement très-souvent des gaz, dans les voies gastriques, par l'effet d'une action vitale des tissus, et ce sont les gaz ou vents ainsi formés, dont je vais faire maintenant l'objet particulier de mon étude. Pour me bien comprendre, il faudra que vous ayez soin de faire abstraction de toutes les causes ci-dessus énumérées ; car, je le répète, ces causes sont connues, et dès lors les gaz ne deviennent intéressants que sous le rapport de leurs effets que je considérerai plus tard, et du traitement qu'ils exigent.

Autrefois on attribuait les gaz qui paraissent plus ou moins subitement dans le corps de l'homme, à ceux qui, provenant des diverses causes dont je viens de parler, ou de l'air même, en contact avec toutes les surfaces du corps, étaient introduits, par l'absorption, dans les humeurs, se combinaient, circulaient avec le sang, et puis, abandonnant ces combinaisons, se dégageaient de nouveau, dans les voies gastriques, comme ailleurs, sous l'influence de quelques conditions qu'on ignorait, mais qui donnaient lieu à une foule d'hypothèses. Ainsi dégagés, ils étaient capables de produire des maux considérables, la mort même, comme l'affirme Morgagni, dans ses lettres sur l'apoplexie qui n'est ni séreuse ni sanguine. Suivant quelques anciens médecins, les vents jouaient un très-grand rôle dans la presque totalité des maladies. Morgagni s'en moque avec raison; mais il faut avouer que, sauf ses remarques dans certains cas d'apoplexie et d'obstacles à la circulation, produits par les gaz, il n'a pas assez fait attention à ce phénomène très-remarquable, surtout dans les voies gastriques où il se lie souvent à des affections plus ou moins graves de la muqueuse, où il peut fournir sur ces affections de précieux indices au médecin, et où il détermine fréquemment de graves désordres. Dans une foule d'intéressantes observations qu'il rapporte sur les maladies des voies gastriques, il s'occupe à peine des vents, dont il ne fait que constater, en passant, la présence; et cependant plusieurs de ses observations fournissent des preuves pour les principes que j'ai posés.

Un très-grand nombre de médecins attribuaient autrefois, et attribuent encore la formation des vents à un état d'*atonie* de l'estomac. Mais ici, il

faut s'entendre : il est certain que dans la véritable atonie de l'estomac, il y a défaut d'action
convenable de la part du système nerveux de cet
organe, et surtout altération dans la nature des
fluides exhalés qui, mêlés avec la salive, le mucus, etc., constituent les sucs gastriques, ce qui
doit nécessairement apporter uu trouble dans la
digestion ; car celle-ci résulte, en grande partie,
de l'action de ces fluides sur les aliments, et dès
lors, cette opération ne pourra avoir lieu sans la
formation d'une plus grande quantité de vents.
Mais l'état d'atonie, indépendamment de ces effets sur la digestion, et hors de l'époque de la
digestion, ne pourrait produire directement des
gaz qui sont le résultat d'un travail de l'action
vitale, d'une exhalation, à moins qu'on ne veuille
dire qu'il se passe là ce qui paraît arriver pour
l'exhalation et la sécrétion des autres fluides,
c'est-à-dire, que ces phénomènes, après avoir été
le résultat de l'exaltation vitale, continuent sous
l'influence de cette sorte de relâchement des tissus, de cet état apparent d'atonie qui succède à
l'éréthisme. Mais comment admettre que si un
fluide quelconque est le produit d'une action des
tissus, il pourra être aussi le produit d'un défaut
d'action de ces mêmes tissus; ou en d'autres termes, comment établir qu'un phénomène vital
peut avoir lieu en même temps, quand la cause
productrice agit, et quand elle n'agit pas ? L'a-
tonie n'est certainement qu'apparente alors,
au moins dans le tissu qui exhale, qui sécrète;

mais elle peut être dans les autres tissus avec
lesquels celui-ci se trouve plus ou moins exactement mêlé, de manière qu'il peut y avoir exhalation des gaz, comme des autres fluides, avec
atonie, et non pas par atonie. Si maintenant, au
lieu d'attribuer cet état d'atonie qui produirait des
gaz à la membrane muqueuse, on l'attribue à la
membrane musculeuse des intestins, comme quelques-uns l'ont fait, cette explication ne signifie
rien ; car on conçoit bien comment, par l'atonie
du muscle, le vent n'est pas expulsé, mais on
ne conçoit pas par là comment il est venu.

D'autres médecins attribuaient aussi la formation des gaz (toujours considérés dans les voies
gastriques) à un état de *spasme*, mais ici il faut
encore distinguer : est-ce en parlant de la muqueuse, *spasme* ne veut dire sans doute qu'excitation, éréthysme, irritation, car comment concevoir autre chose? et alors cela rentre précisément
dans le sens de la thèse que je veux développer.
Veut-on parler de la membrane musculeuse, cette
explication ne signifie rien non plus ; car on conçoit bien comment par un état d'éréthysme, de
contracture, de spasme du muscle, ce vent ne
peut être expulsé, mais on ne conçoit pas ainsi
comment il est venu.

Je ne parlerai pas des autres hypothèses qui
avaient pour base le chaud, le froid, la fermentation, la putréfaction, les esprits vitaux, etc. Combalusier, dans sa Pneumato-pathologie, entre
dans de longs détails là dessus; il est évident qu'a-

vant d'avoir étudié l'anatomie générale, l'anatomie des tissus, des membranes surtout ; avant d'avoir des idées nettes sur leurs fonctions, l'exhalation, l'absorption, il n'était guère possible d'établir une théorie raisonnable de la formation des gaz. Maintenant l'on peut démontrer : 1° non seulement, comme on l'a déjà dit et prouvé depuis long-temps, que, dans l'état naturel, des gaz sont exhalés par les animaux comme par les plantes ; 2° mais encore que les gaz qui, dans l'état morbide, paraissent dans le corps de l'homme, (surtout dans les voies gastriques où je les considère toujours particulièrement) sont dus à un véritable flux gazeux de la muqueuse digestive, qui peut exister, sans coïncider ou en coïncidant avec un état réel d'inflammation de cette membrane. Cette exhalation gazeuse est quelquefois elle-même un des modes de terminaison de l'inflammation, mais rarement de l'inflammation lorsqu'elle est très-intense ; car, pour ne citer qu'un fait général, on sait que presque toujours les gastrites ou gastro-entérites très-violentes ne s'accompagnent de la formation d'aucun gaz.

1° D'abord, pour ce qui est de l'exhalation gazeuse, dans l'état naturel, chez les plantes, comme chez les animaux, les faits sont nombreux et connus de tout le monde. Qui ignore le phénomène d'exhalation et d'absorption gazeuse des feuilles et des autres parties des végétaux ? et, pour les animaux, le phénomène de la vessie natatoire des poissons, ce qui se passe dans l'acte

de la respiration, dans l'exercice des fonctions du
système cutané, etc., ne rendent-ils pas cette
exhalation évidente? Quant au tube digestif, dans
l'état de santé, surtout chez certaines personnes
douées d'une disposition particulière, il y a régu-
lièrement exhalation et absorption sans doute
aussi de gaz. Que par une ouverture convenable
faite au ventre d'un animal, on fasse sortir une
petite portion du tube intestinal ne contenant
aucune matière ; qu'on la comprenne entre deux
ligatures, qu'on remette l'intestin ainsi lié dans
le ventre, peu de temps après on trouve presque
toujours cette portion comprise entre deux ligatures, distendue par des gaz, quoique d'ailleurs
la muqueuse soit parfaitement saine. Cette expérience, facile à répéter, avait déjà été faite par
plusieurs auteurs, Magendie, Gérardin, etc. Ce
phénomène d'une exhalation gazeuse, dans l'état
de santé, dans les voies gastriques, a très-bien été
remarqué par Bernard Gaspard, (Dissertation citée, 1812). Cet auteur a montré une très-grande
sagacité dans le passage suivant, qui vient forte-
tement à l'appui de ma manière de considérer
les gaz dans l'état morbide :

« Il se dégage, dit-il, habituellement dans le
« canal intestinal de l'homme et des animaux,
« mais surtout pendant la digestion, beaucoup
« de gaz. Cette exhalation gazeuse a lieu chez les
« individus bien portants, surtout ceux qui sont
« nerveux, bilieux, mélancoliques et naturelle-
« ment *venteux*, comme on dit, dans l'âge adulte,

« dans les affections nerveuses hypocondriaques,
« hystériques, chlorotiques, etc., où elle constitue
« ces borborygmes et ces grouillements sensibles
« aux malades et aux assistants. Ces gaz ne sont
« point fétides, sont surtout azotiques, sortent
« par l'anus avec explosion, ou d'autres fois ne
« s'évacuent pas et sont sans doute résorbés ; il
« paraît aussi qu'ils sont surtout exhalés en grande
« quantité par une espèce d'alternative, lors de
« la disparition des emphysèmes, ou lors de la
« lésion des fonctions de la peau, du refroidis-
« sement des pieds, etc. : mais ce qui prouve en-
« core mieux l'exhalation réellement vitale de ces
« flatuosités, c'est qu'elles sont susceptibles d'ê-
« tre modifiées dans leur quantité, leur odeur et
« leur nature, par diverses absorptions cutanées
« ou pulmonaires. Ainsi les vents qu'on rend, en
« disséquant les cadavres, sont cadavériques, se-
« lon Bichat ; ceux qu'on rend en respirant l'o-
« deur du pus, ou en séjournant vers de larges
« ulcères, sont comme purulents ; les frictions de
« soufre paraissent leur communiquer une odeur
« sulfureuse. »

2° Il me sera maintenant facile de démontrer
que, dans l'état morbide, les gaz gastro-intesti-
naux sont le résultat, soit d'un état de *fluxion*,
d'*excitation*, d'*irritation*, soit de l'inflammation
elle-même, etc.

En effet, vous avez sans doute fait sur vous
un grand nombre de fois une observation que
j'ai mille fois faite sur moi-même, et que tant de

gens qui nous ressemblent peuvent répéter tous
les jours; c'est que, quand on est disposé au flux
gazeux, dans les voies gastriques, que l'on est ce
qu'on appelle *venteux*, souvent des gaz ou vents
paraissent tout-à-coup, en plus ou moins grande
quantité dans ces voies, sous l'influence d'une
cause capable d'irriter les organes qui les compo-
sent, telle qu'une affection morale subite désa-
gréable, une tension trop grande de l'esprit, l'ingestion d'un liquide, d'un aliment excitant, d'un
poison, etc., etc. Il y a même quelquefois, sous
ce rapport, une telle susceptibilité, une telle irritabilité dans le tube digestif, que l'introduction
d'un corps, d'un aliment quelconque tonique ou
même débilitant, détermine subitement une exhalation active de gaz. Tel est le cas de cette dame,
citée par Gérardin., chez laquelle ce phénomène
était encore plus remarquable que cela n'a lieu
communément : le ventre devenait le siége d'une
espèce de tympanite, pendant que la chymifica-
tion s'accomplissait. Ce gonflement de la capacité
abdominale, qui ne tardait pas à se dissiper, était
pour cette dame un indice certain que la digestion s'opérait avec régularité. On dirait que la
fluxion, la congestion qui a lieu naturellement
vers la muqueuse-gastrique, lors de l'ingestion
d'un aliment, se consume en partie en exhalation
gazeuse, de manière que l'exhalation des fluides
concourant à former les sucs gastriques, se trouve
moins abondante, et par conséquent les moyens
de digestion se trouvent affaiblis.

Qu'une personne offrant cette disposition, cette irritabilité, prenne un peu d'eau, un peu de vin, un morceau de pain, une cerise, etc., dans l'instant même, ou peu de temps après, des vents se développent et l'éruption d'une partie a lieu ordinairement par la bouche : certainement ces vents ne peuvent venir de la décomposition de l'eau, du vin, ni de la digestion pas encore commencée du pain, de la cerise, etc.; ils sont exhalés et offrent un mode particulier de réaction de la muqueuse, lors de la présence d'un corps capable d'appeler cette réaction. Aussi, dans ces cas, c'est plutôt de cette exhalation que provient la grande quantité de vents qui accompagne la digestion, que de cette dernière opération même; et quelque peu venteux que soient les aliments ingérés, quelque parfaite que soit la digestion, il y a toujours apparition de beaucoup de gaz.

Si aux gaz provenant de cette cause se joignent ceux provenant de la nature des aliments ou de la digestion, alors il y a un désordre tel que l'état de malaise, de distension continuelle où se trouvent les organes gastriques, devient tout-à-fait insupportable ; voilà pourquoi les personnes qui offrent cette disposition doivent éviter attentivement tout ce qui est venteux, difficile à digérer, et choisir leurs aliments. Vous savez que les vers lombrics ou autres, par l'irritation qu'ils déterminent chez les enfants, comme chez les adultes, n'amènent quelquefois qu'une exhalation abondante de gaz de la part de la muqueuse gastro-intestinale, ce qui se manifeste par des éructations, des borborygmes, le ballonnement du ventre, etc.; les exemples n'en sont pas rares : vous en trouverez quelques-uns de très-remarquables dans la Pneumatie de Portal. J'ai connu une dame chez laquelle la présence de vers ascarides dans le rectum, produisait souvent un développement de vents, qu'elle rendait aussitôt par l'anus, quoique rien n'indiquât d'ailleurs que d'autres vents existassent dans d'autres parties des voies gastriques.

Il est évident, d'après tout ce qui précède, que c'est dans un véritable état d'excitation, d'irritation, que se trouve le tissu exhalant les gaz, et que l'état d'atonie n'est qu'apparent, comme je vous l'ai déjà fait observer. Au reste, ce qui arrive à la muqueuse gastro-intestinale, arrive aussi fréquemment à la surface des autres muqueuses où l'excitation détermine également une exhalation de gaz, et ceci sert par analogie à confirmer la justesse de ma proposition. Vous savez que la présence d'un calcul dans la vessie, une irritation, surtout chronique, de la muqueuse de cet organe ou du canal de l'urètre, une gonorrhée, etc., produisent quelquefois une éruption de gaz par la verge. La matrice, le vagin, dans l'excitation qui accompagne et suit l'acte vénérien, offrent parfois une explosion de gaz. On peut rapporter à ces faits ce que disait Martial (Epig. 17, lib. 7), de la garrulité de la vulve dans le coït. L'irritation, l'inflammation même, dans la cavité de la matrice, ne se manifestent parfois que par

un développement de gaz qui distendent cet organe et simulent la grossesse. Le même phénomène ne se passe-t-il pas dans les séreuses? N'y
a-t-il pas un pneumo-thorax, une ascite venteuse,
que quelques-uns ont appelée hydropisie sèche,
se montrant sous l'influence de l'irritation de ces
diverses membranes? La même cause qui détermine l'exhalation séreuse, dans les cavités de ces
membranes, n'amène-t-elle pas, en même temps,
une exhalation gazeuse? Enfin, il ne vous restera
plus aucun doute sur la justesse de ma proposition, si vous prêtez votre attention à la considération suivante : Ce qui prouve que la nature
procède à l'exhalation des gaz, comme à toutes
les autres exhalations, et que ce sont autant de
modes de réaction, autant de produits différents
d'un même phénomène morbide, du mouvement fluxionnaire, de la *fluxion*, c'est que souvent toutes ces exhalations alternent les unes avec
les autres, se succèdent, se remplacent, que l'augmentation ou l'apparition de l'une entraîne la diminution ou la disparition de l'autre. Une foule
de faits attestent cette vérité. Les auteurs en offrent un grand nombre, et il n'est pas de médecin
un peu attentif, à qui sa pratique ordinaire n'en
ait offert plus d'une fois. L'exhalation gazeuse
qui remplace alors les autres exhalations ou sécrétions, peut avoir lieu dans d'autres organes,
en même temps que dans les voies gastriques.
La diminution ou la suppression des urines, des
sueurs, des selles, des menstrues, des lochies,

des fleurs blanches, des saignements de nez ha-
bituels, du ptyalisme, etc., ont donné lieu à des
développements de gaz, à la fois, dans les voies
gastriques, dans les autres cavités tapissées par
des muqueuses ou des séreuses, dans le tissu cellulaire, etc., développement qui ne cessait de se
reproduire que par le rétablissement de ces diverses sécrétions ou exhalations ; et, par conséquent,
la nature remplaçait ici un flux par un autre. Des
écoulements morbides, tels que diarrhée, dyssen-
terie, flux hémorroïdal, suppuration d'anciennes
plaies, d'anciens ulcères, etc., sont aussi quelquefois remplacés en totalité ou en partie par ces
développements de gaz dans les voies gastriques
ou dans d'autres parties du corps. Je vais mettre
sous vos yeux quelques observations, quelques faits,
sur un très-grand nombre que je pourrais citer,
mais ce ne sera que dans ma prochaine lettre.

Troisième Lettre.

On lit dans la 39me lettre de Morgagni l'observation d'un nommé Fortuné Maurocéni qui se
trouvait en proie à des douleurs, un gonflement
du ventre et beaucoup de vents, lorsque des hémorrhoïdes, dont il était affecté depuis assez long-
temps, cessaient de couler, et qui voyait disparaître
tous ces phénomènes lorsque le flux hémorrhoïdal
se rétablissait. Cela eut lieu à un grand nombre
de reprises différentes. Il se forma une tumeur
dans le bas-ventre, et, après la mort on trouva
une inflammation et un engorgement considérables dans les intestins (Morgagni, 39me lettre,
§ 21).

Il est clair que ces vents, ce flux hémorrhoïdal
qui se succédaient, se remplaçaient, annonçaient
tout simplement un changement dans le siége de
la fluxion, dans le lieu du transport de l'excitation, de l'irritation ; et, effectivement, ces vents
ne furent que les précurseurs de l'inflammation
et de l'engorgement qui envahirent plus tard l'intestin et emportèrent le malade.

Voici une autre observation de Morgagni, que je transcris en entier, parce qu'elle n'est pas longue.

«Une femme, âgée d'environ trente ans, fut prise,
« après des douleurs chroniques des membres,
« d'une gale abondante et humide. Pour s'en dé-
« barrasser, elle fit usage d'un onguent, d'après
« le conseil d'un empirique. Par ce moyen, la
« gale fut bientôt sèche, il est vrai, mais une fiè-
« vre aiguë se déclara, accompagnée d'une grande
« chaleur, d'une grande soif, et de douleurs
« de tête très-violentes. A ces symptômes se joi-
« gnirent ensuite le délire, une grande difficulté
« de respirer, une *légère tuméfaction de tout le*
« *corps, un gonflement considérable de tout le*
« *ventre* et une grande inquiétude ; enfin la mort
« l'enleva, six jours après que la fièvre l'eut fixée
« dans son lit. »

« *Examen du cadavre.* On remarqua qu'en en-
« fonçant le scalpel dans la peau et dans la chair,
« il ne s'écoula point d'humeur aqueuse ; en
« sorte qu'il était évident que cette tuméfaction
« générale, dont il a été parlé, n'était point une
« espèce d'œdème ou d'anasarque, ce que les
« pieds pressés avec le doigt indiquaient aussi,
« puisqu'ils ne conservaient aucune trace de la
« pression. *A l'ouverture du ventre qui était*
« *gonflé et extrêmement tendu, il ne s'écoula*
« *point d'eau, mais les intestins et l'estomac sor-*
« *tirent aussitôt, ne contenant que de l'air qui*
« *les distendait au point que ce dernier viscère*

3

« *remplissait plus de la moitié de la cavité du*
« *ventre, etc. etc.* »

Morgagni ajoute ensuite ces réflexions : « La
« gale abondante et humide, dit-il, qui avait dé-
« livré la femme des douleurs chroniques de ses
« membres, ayant été répercutée mal à propos,
« causa la mort : c'est que les petites parties
« âcres qui avaient coutume d'irriter auparavant
« les membres, s'en allaient déjà utilement pour
« la santé, par les petits ulcères qui s'étaient
« formés sous la peau; mais ces petits ulcères
« s'étant desséchés, ces parcelles s'arrêtèrent
« dans le sang, et, en irritant les parties internes,
« donnèrent lieu à la fièvre aiguë et aux autres
« incommodités extrêmement graves qui l'ac-
« compagnaient, entre autres à la tympanite, etc. »

Morgagni émet ensuite ici, comme à peu près
partout, relativement à l'étiologie des affections
qu'offraient les malades et les lésions qu'il dé-
couvre sur les cadavres, les hypothèses connues
avant lui, et celles qui lui sont propres. Il parle
des esprits venant du sang qui, se portant sur la
fibre musculaire, l'empêchent de se contracter,
pour repousser les vents, etc. Tout cela nous paraît aujourd'hui peu raisonnable; mais l'immor-
tel ouvrage de Morgagni n'en est pas moins une
vaste bibliothèque où un médecin est toujours sûr
de trouver, sur presque tous les plus intéressants
sujets de la pathologie, de précieux matériaux.
Vous savez le parti qu'en ont su tirer plusieurs
auteurs.

Il est clair, dans cette observation que je viens de citer, qu'à l'exhalation ou sécrétion qui avait lieu à la peau, sous forme de gale, supprimée mal à propos, a succédé l'exhalation gazeuse qui a rempli de vents le tube digestif. On n'a pas pu faire l'ouverture de la tête, dans laquelle on aurait probablement découvert des altérations semblables. Le rapport, sur lequel je cherche à fixer votre attention, entre l'exhalation gazeuse dans les voies gastriques et les autres exhalations ou sécrétions qui ont lieu dans le corps, se trouve ici parfaitement démontré.

On lit dans le Traité de la pneumatie de Portal (page 128) l'observation d'une fille de dix-huit ans, mal réglée, qui, dans chaque accès d'une fièvre intermittente, dont elle était atteinte, présentait un grand développement de gaz, dans diverses parties du corps, et notamment dans le bas-ventre qui était tendu et élastique. Le flux gazeux cessait, lorsqu'un autre genre d'exhalation, la sueur, se rétablissait. Chaque accès offrait les mêmes phénomènes. Le développement de gaz ne disparut complètement qu'après des sangsues, une saignée, surtout après des apéritifs et des purgatifs qui déterminèrent un autre flux par les urines, les selles. Le quinquina arrêta ensuite promptement les accès.

Cette observation n'a pas besoin de commentaire.

Lazare Rivière (obs. 609, page 12) raconte qu'un enfant de dix-huit mois qui se trouvait, en

·été, en proie à une fièvre qu'il ne caractérise pas,
offrit subitement un gonflement emphysémateux
du ventre comme de tout le corps. Des cathar-
ques, des apéritifs amenèrent des évacuations alvines et des urines abondantes qui produisirent la
guérison.

Il est évident ici que les flux diarrhéiques et
urinaires ont remplacé et fait disparaître le flux
gazeux qui avait eu lieu dans les voies gastriques
et dans tout le corps. C'est le même phénomène
d'irritation, de fluxion, qui, selon qu'il a eu lieu
sur des tissus différents, a produit différents résultats.

Vidal, cité par Gaspard Bernard, dans la dissertation dont j'ai parlé, a vu la répercussion de
la transpiration, chez un individu, déterminer un
flux gazeux, dans le tube digestif, se manifestant
par le ballonnement, l'élasticité du ventre, des
éructations, et enfin l'éruption des vents par l'a-
nus, ce qui amenait la terminaison des phénomènes morbides qui avaient succédé à la répercussion
de la transpiration.

Sydenham fait mention d'un fait bien remarquable dans lequel l'usage des purgatifs déterminait tout-à-coup la formation d'une grande
quantité de gaz plutôt que de mucus, dans le canal intestinal.

Ici par une disposition particulière du malade,
l'irritation causée par les purgatifs agissait principalement sur l'exhalation gazeuse. Tout ce que
le même médecin a écrit sur le *choléra-sicca*, qui

régnait en même temps qu'une épidémie de *choléra-morbus*, dont il nous a transmis l'histoire,
vient donner le cachet de la certitude aux principes que je développe; car il est évident que
l'excrétion abondante de gaz par la bouche et par
l'anus, avec douleurs abdominales et autres symptômes d'irritation, qui constituait cette maladie,
n'était qu'un véritable flux gazeux correspondant
au flux liquide qui chez d'autres constituait le
choléra-morbus. L'un ou l'autre de ces flux se
présentait selon les dispositions particulières, etc.,
mais c'était essentiellement le même phénomène et la même maladie. Hippocrate avait déjà,
sous le même nom de *choléra-sicca*, signalé une
maladie venteuse qui offrait les mêmes caractères
et qui correspondait de la même manière au *choléra-morbus*.

Si au lieu de considérer ces développements
de gaz qui remplacent d'autres exhalations, d'autres sécrétions, ou qui sont remplacés par elles,
particulièrement dans les voies gastriques, comme
je le fais dans ce moment, on les considère dans
toute autre partie du corps, les exemples offerts
par les auteurs deviennent alors beaucoup plus
multipliés. Ainsi, Portal rapporte (ouvrage cité
pag. 119) le cas d'une jeune femme qui ayant
voulu tout-à-coup supprimer des fleurs blanches
dont elle était affectée, depuis une couche, avec
des bains froids et du vinaigre, vit également di-
minuer et disparaître ses règles. Alors il survint
tout à la fois une pneumatie et une leucophleg-

masie des extrémités inférieures, qui ne cessèrent que par le retour des règles et du flux supprimé.

Raulin (Maladies vaporeuses, page 221), cite
l'exemple d'une femme hystérique qui se trouvait
en proie à une pneumatie, lorsque le diabétès ou
le ptyalisme auxquels elle était sujette depuis
quelque temps, venait à cesser; mais la pneumatie disparaissait à la réapparition des premiers
écoulements. Bonnet, Lieutaud, etc., citent plusieurs faits semblables. J. H. Schultz a vu un cas
d'emphysème, par la suppression de la sueur;
D. Hoffmann, par l'action du froid; Portal, dans
le cours d'une rougeole, après une exposition à
l'air froid, humide, etc., etc.

Si, lorsque le développement de gaz avait lieu,
dans les voies digestives, à la suite de ces diverses
suppressions d'exhalations ou sécrétions, on a
moins fait attention au phénomène de remplacement, de succession de la part du flux gazeux,
c'est parce que l'esprit étant préoccupé par les diverses hypothèses citées sur la formation des gaz
dans ces voies, il devenait effectivement bien
difficile de saisir le rapport exact qui existe entre
cette formation et l'exhalation, l'irritation, l'inflammation. Mais il m'a été aisé, à moi, qui ai
fait de ce phénomène une étude attentive et continuelle, de ne pas laisser échapper une foule de
faits, tous très-décisifs. Pour ne pas être long,
je ne vous citerai que le petit nombre de faits
suivants.

Un homme de quarante-deux ans entre à l'Hôtel-Dieu de Lyon (salle des hommes fiévreux, 1820, M. Bellai, médecin); il était depuis huit jours affecté d'une forte diarrhée, à la suite d'un excès de boissons spiritueuses ; mais le flux diarrhéique séro-muqueux alternait singulièrement avec un flux gazeux, de manière que le malade poussait quelquefois une selle presque entièrement gazeuse, et d'autres fois une selle liquide, avec très-peu de gaz. Sous l'influence d'un traitement antiphlogistique convenable, la diarrhée cessa dans peu de jours, et fit place à un grand développement de vents, lequel ne disparut complètement qu'au bout de quatre jours. Le malade sortit parfaitement guéri, offrant seulement quelques flatuosités, auxquelles il disait être sujet depuis son enfance.

M. Bellai, dont je voulais savoir l'opinion sur la cause de ce phénomène, attribuait ces vents à la décomposition, à la fermentation des matières de la diarrhée qui se trouvaient dans l'intestin : mais cela ne peut pas être; car, sans compter toutes les preuves que je vous ai données en faveur de l'exhalation des gaz, je vous ai fait observer que souvent, avec très-peu de matières, dans les intestins, il y a un grand développement de vents, et souvent aussi, avec beaucoup de matières qui séjournent plus ou moins long-temps, il n'y a pas un seul vent de produit.

Une jeune fille de dix-huit ans est reçue à l'Hôtel-Dieu de Lyon (salle des femmes fiévreuses, 1822,

M. Bellai, médecin); une frayeur qu'elle avait éprouvée, quelques jours auparavant, pendant l'écoulement des menstrues, les ayant fait cesser subitement, deux jours avant le temps ordinaire, elle se trouvait en proie à des vomissements de sang qui se renouvelaient surtout le soir, avec frissons, céphalalgie, mouvement fébrile continuel. Par l'usage des sinapismes aux jambes, des boissons acidulées, de la diète, les vomissements de sang cessèrent, mais il survint un développement considérable de vents dont l'éruption avait lieu par la bouche, ce qui étonna beaucoup la malade qui disait n'avoir jamais été affectée de flatuosités. Ce développemment gazeux cessa presque tout-à-coup, peu de jours après, par la réapparition du flux menstruel.

On ne saurait méconnaître que dans le désordre déterminé subitement par la frayeur, une exhalation de sang d'abord a eu lieu à la surface muqueuse de l'estomac, qu'une exhalation gazeuse a succédé, jusqu'à ce que le retour de l'exhalation naturelle des menstrues a fait disparaître tous les phénomènes morbides.

Mme R...., de Lyon, était affectée, depuis une couche, d'une abondante perte blanche; pour la faire cesser, elle imagina de prendre le purgatif de Leroi; et elle en fit usage un mois consécutif. La perte blanche cessa; l'irritation et la fluxion transportées dans les voies gastriques, après avoir donné lieu à d'abondantes selles, persévérèrent après la cessation du remède, mais ne donnèrent

plus lieu qu'à une abondance de flatuosités, auxquelles la malade n'avait jamais été auparavant
sujette. Il y avait cela de remarquable que, par
la tendance de la nature à la répétition du même
phénomène, dans les tissus analogues, un dégagement gazeux avait lieu également à la surface
d'autres muqueuses, notamment des muqueuses
vésico-urétrale et utéro-vaginale. Les gaz sortaient,
quelquefois avec bruit, des cavités tapissées par
ces muqueuses. Par l'emploi de remèdes appro-
priés et par la réapparition des fleurs blanches, l'irritation s'est en grande partie calmée dans le tube
digestif; mais Mme R... est demeurée toujours sujette à des flatuosités.

J'ai connu un prêtre à Montpellier, peu disposé
habituellement aux flatuosités, qui se trouva affecté d'hémorrhoïdes à l'âge de trente-cinq ans.
Depuis cette époque, lorsque ces hémorrhoïdes ne
fluaient pas, il souffrait horriblement et ne se
trouvait soulagé que par une abondante éruption
de vents qui avait lieu par l'anus. Ce développement de vents remplaçait ainsi en partie le flux
hémorrhoïdal, et produisait un dégorgement suivi
de soulagement.

Voici un fait bien remarquable dont j'ai été témoin il y a peu de temps.

M. Pau, marchand de vin, demeurant à la Guillotière, maison Belon, vint un jour me consulter
avec sa femme. La nuit précédente, ils avaient
éprouvé, le mari une diarrhée considérable, avec
nausées, angoisses, crampes ; la femme, de vio-

lentes coliques, avec l'éruption par le haut et par
le bas, d'une prodigieuse quantité de vents, quoiqu'elle n'eût jamais été *venteuse*. Tous ces symptômes avaient cessé le matin; mais la même chose
leur était arrivée cinq jours auparavant, et, dans
l'intervalle, ils s'étaient parfaitement bien portés.
Ils étaient effrayés, surtout à cause du choléra
dont on parlait beaucoup dans ce moment, et ils
ne savaient à quoi attribuer d'aussi brusques et
d'aussi douloureuses indispositions. Il était clair
que la même cause ou une cause semblable devait
avoir agi deux fois, à quelques jours d'intervalle,
pour produire les mêmes phénomènes morbides.
Je me convainquis, par les questions que je fis,
qu'il ne fallait accuser ni un écart de régime, ni
la qualité des aliments et des boissons, ni une
forte affection morale, ni la fatigue, ni, en un
mot, aucune des causes qui produisent le plus
ordinairement des phénomènes semblables; mais
j'appris que les deux soirées qui avaient précédé
les deux nuits de l'indisposition, ils les avaient
passées à faire une partie de jeu dans l'atelier
d'un peintre-vernisseur, qui répandait une forte
odeur de vernis dans ce moment. Ils se rappelè-
rent aussitôt, quand je fixai leur attention sur
cette circonstance, qu'en sortant de chez ce pein-
tre, ils avaient commencé à éprouver des nausées, de la sécheresse dans la bouche, un malaise
général. Il me fut aisé de leur faire comprendre
alors que la vapeur du vernis, agissant sur leurs
voies gastriques, était la véritable cause de leur

mal. Ayant cessé d'aller dans l'atelier de ce pein-
tre, cet accident ne s'est plus renouvelé.

Ici, il est évident que la même cause irritante,
selon la disposition particulière de chaque individu, a produit, dans le tube digestif de l'un,
un flux muqueux ou séro-muqueux, et dans celui
de l'autre, un flux entièrement gazeux. Certainement, voilà une observation qui fournit un argu-
ment irrésistible en faveur du principe que j'ai
établi.

Il est inutile de multiplier davantage les faits;
il me serait facile, dans ce genre, d'étaler un luxe
qui n'ajouterait rien à la solidité des preuves; d'ailleurs, tous les médecins qui voudront prêter un peu
d'attention, dans leur pratique, à ce rapport que
je viens de signaler entre les diverses exhalations,
pourront sans peine recueillir des faits semblables. Si beaucoup de circonstances importantes
passent quelquefois inaperçues dans les maladies, c'est parce que l'esprit, n'en soupçonnant
pas la valeur, n'y prête qu'une très-légère attention.

Jusqu'à présent je n'ai point considéré le phénomène du dégagement des gaz, dans les voies
gastriques, comme coïncidant avec l'inflammation
plus ou moins intense, aiguë ou chronique, ni
dans ses rapports avec les autres résultats de cette
inflammation : c'est ici surtout que ce phénomène
offre de l'intérêt; je vous en entretiendrai dans
ma prochaine lettre.

Quatrième Lettre.

Vous remarquerez qu'en général je fais toujours beaucoup plus usage des observations des auteurs les plus estimables et méritant le plus notre confiance, que de mes propres observations, pour établir la justesse et la vérité de toutes les propositions que j'ai avancées. Vous en concevez facilement la raison : quelque animé que l'on soit de l'amour de la vérité, l'on peut être soupçonné de quelque partialité, lorsque l'on fonde, en médecine, la démonstration de quelque proposition nouvelle, ou du moins n'ayant été que soupçonnée et vaguement annoncée, sur les seules observations tirées de sa propre pratique. L'imagination, le désir d'établir quelque nouvelle théorie, peuvent fasciner les yeux, faire voir les faits autrement qu'ils ne sont, pour se hâter d'en tirer des conclusions que l'on croit plus ou moins importantes. J'ai voulu éviter ce reproche. Il m'eût été cependant facile, dans les observations, en grand nombre, que j'ai moi-même recueillies, de trouver des preuves suffisantes ; mais des faits empruntés à des auteurs célèbres sont comme des tableaux parlants, qui peuvent d'autant moins mentir, que ces auteurs n'ont nullement eu l'idée de faire servir ces faits à l'établissement de la théorie dont j'y ai cherché et j'y ai trouvé les preuves les plus solides.

Voici d'abord une observation de Portal (Pneumatie : obs. 10, pag. 244) que je cite à la lettre.

« M. Mesnard de Chouzy, premier commis du ministère de la maison de Louis XV, âgé d'environ soixante et dix ans, était atteint d'une tympanite très-violente, tant par l'énorme volume du bas-ventre que par la tension de ses parois charnues, produite par les gaz. Je lui donnais des soins, sous les yeux de MM. Vernage et Maloët. Nous remarquâmes que le colon faisait une saillie extrême sous la grande courbure de l'estomac, dont on eût presque pu compter les cellules. Il y avait une intumescence considérable du côté gauche, au-dessous des dernières fausses côtes, qui s'étendait dans le bassin par une élévation molle, flatulente en quelques endroits et dure et rénittente en d'autres. Nous crûmes que cette intumescence était formée dans la partie du colon qui est contournée en forme de la lettre S ; et nous pensâmes qu'elle était remplie et distendue par des gaz et des matières fécales plus ou moins concrétées, qui leur opposaient une grande résistance, de manière à les empêcher de fluer par l'anus. Les parois charnues du bas-ventre étaient soulevées par les gaz ; *les selles étaient supprimées depuis*

plus de quinze jours, malgré deux applications
de sangsues au fondement, que l'état de pléthore
sanguine avait paru indiquer, d'autant plus que
le malade n'*éprouvait point*, *depuis quelque
temps*, *un flux hémorrhoïdal auquel il avait été
long-temps sujet;* enfin, malgré tous les stimulants, relâchants et adoucissants, tant en boissons
qu'en lavements que j'avais prescrits avant des
purgatifs eccoprotiques, sans presque aucun effet, quoique le malade prît une nourriture mé-
diocre et qu'il fût sans fièvre. Cependant celle-ci
survint; elle fut continue et avec quelques redou-
blements dans la soirée : ce qui fit prescrire d'a-
bord un bain tiède; pour boisson, de l'eau de
veau légère, et seulement quelques bouillons de
veau et de volaille. On conseilla aussi des fomentations émollientes, mais sans succès : la fièvre
redoubla, surtout dans la soirée; des nausées,
des vents survinrent avec une *grande tension du
bas-ventre*, lorsque le malade impatienté de son
état et se plaignant du traitement long et désa-
gréable de ses médecins, se leva un jour de son
lit, et après avoir marché sur un carreau froid et
humide, il éprouva un redoublement de colique
très-violent, *suivi de plusieurs copieuses garde-
robes*, *après plus de trente jours de suppression
d'évacuations alvines : son ventre désenfla* et les
symptômes fâcheux cessèrent. Le malade, ses parents et amis le crurent guéri. Il n'y eut que les
médecins qui portèrent sur cet événement le pronostic le plus fâcheux, la fièvre étant la même;

la jaunisse intense, les urines très-rouges et sédi-
menteuses, avec une œdématie des extrémités et
de la face. Le malade tomba dans une débilité
extrême, le pouls s'affaiblit, fut plus lent et irré-
gulier; le relâchement et l'affaissement des parois
abdominales, qui survinrent avec des sueurs et
des syncopes, annoncèrent bientôt la gangrène ,
dont le quinquina et autres remèdes antiseptiques,
pris en boisson et en lavement, ne purent arrêter les progrès, ni la mort qui survint bientôt.

« J'assistai à l'ouverture du corps qui nous apprit :

« 1° Que les parois charnues de l'abdomen
étaient encore soulevées par les gaz, mais moins
qu'elles ne l'avaient été pendant la maladie;

« 2° Que les cavités de l'estomac, des intestins,
surtout du colon, étaient excessivement amples,
contenant des matières muqueuses et d'autres
très-concrétées;

« 3° *Que les parois de l'estomac et des intestins
étaient très-amincies, et qu'il y avait en elles des
taches de gangrène;*

« 4° Qu'il n'y avait point d'air contenu dans le
canal alimentaire, mais qu'il y en avait dans la
cavité du péritoine, dans laquelle cet air avait
pénétré de l'estomac et des intestins, lorsque la
gangrène en avait affecté les parois;

« 5° Que le foie était dur, comme raccorni, et
que la vésicule du fiel était presque effacée et
vide de bile;

« 6° *Que l'extrémité du colon, contournée en
forme de S, avait ses parois épaisses, comme carti-*

lagineuses en quelques endroits, et que de plus il y avait des escarres gangreneuses. »

Pour sentir toute l'importance de cette observation, relativement au but que je me propose, vous pouvez la résumer de la manière suivante, en fixant votre attention sur les principales circonstances que j'ai soulignées.

Un homme était sujet à un flux hémorrhoïdal. Sa suppression entraîne l'établissement d'un autre flux, d'un développement de gaz dans les voies gastriques, et ce développement a lieu sous l'influence d'un état d'irritation par lequel la nature semble préluder à un véritable état d'inflammation, qui ne tarde pas à survenir. Tant qu'aucune nouvelle cause excitante n'est venue augmenter l'inflammation, que ce malade n'a pas fait de grands écarts de régime, qu'il s'est soumis à l'emploi de quelques adoucissants, il y a eu production de gaz, soulagement par leur expulsion ; en même temps point d'autre sécrétion ou exhalation, que l'exhalation gazeuse : point de diarrhée ; au contraire, constipation opiniâtre. Mais tout-à-coup, sous l'influence d'un froid humide que le malade a éprouvé aux pieds, par l'imprudence qu'il a commise de se lever de son lit et de marcher pieds nus sur le carreau, la scène a changé en mal : le flux gazeux a cessé presque dans l'instant même ; un flux diarrhéique abondant l'a remplacé, et a détruit une constipation qui durait depuis trente jours. Tous ces phénomènes annonçaient un passage de l'inflammation à un état plus intense, et effectivement l'intensité a été telle que la gangrène et la mort sont survenues.

Vous devez déjà voir, dans l'enchaînement de tous ces phénomènes, en considérant toujours ce qui a lieu, relativement à l'apparition et à la disparition des gaz, la marche que j'ai signalée, de la part de la nature, dans le passage d'un flux à un autre, de l'irritation à l'inflammation, de l'inflammation légère à une inflammation plus intense, etc. Ceci n'a pas besoin d'autre commentaire; vous le comprendrez mieux, quand vous aurez lu les autres observations.

En voici une dont j'omets à dessein, parce qu'elle est très-longue, quelques détails tout-à-fait inutiles, comme vous pouvez vous en convaincre en la lisant vous-même tout entière dans Morgagni, et dans la citation de laquelle j'emploie les propres paroles de l'auteur. (Lettre 38e, § 30).

« Gaspard Lombria, sénateur de Venise, fut affecté, après sa quarantième année, d'une maladie longue et variée, qu'il guérit par l'usage de beaucoup de boissons rafraîchissantes, mais à la suite de laquelle il garda une légère *tuméfaction du ventre.* A cette tuméfaction contre laquelle on dirigea quelques remèdes, succédèrent *quelques flux de ventre.* A quarante-sept ans, il survint une diarrhée très-abondante, avec de grandes souffrances. Cette diarrhée, calmée d'abord par un traitement convenable, revint par des écarts de régime. Elle fut modérée, arrêtée une seconde fois; mais bientôt, par de nouvelles fautes de la

4

part du malade, et par la cessation de tous les médicaments convenables, survinrent les nouveaux phénomènes formant le commencement de la maladie qui lui fut funeste. *Le ventre qui était tendu souvent auparavant par beaucoup de vents, et qui se détendait bientôt après, commença à se gonfler alors d'une manière plus continue et plus douloureuse, et à résonner comme un tambour, quand on le percutait.* Cependant les pieds enflèrent; les urines devinrent couleur de flamme et diminuèrent beaucoup; la soif devint intense. Bientôt, *quoique le malade recommençât à faire de temps en temps des vents par en haut et par en bas, et qu'il n'y eût plus le son de tambour à la percussion*, le ventre se mit à augmenter de plus en plus de volume, et il survint une ascite; puis une hydropisie de poitrine; et enfin la mort du malade. »

Autopsie. OEdème presque général. Beaucoup d'eau fétide verdâtre dans le ventre, la poitrine, le péricarde. (On ne put examiner la tête; mais Morgagni soupçonne avec raison qu'il y avait aussi hydropisie du cerveau.) Foie dur et tuberculeux, rate volumineuse et compacte, un peu de pus dans le bassinet de l'un des reins; poumons engorgés et noirâtres; *l'estomac et les intestins qui n'étaient presque pas gonflés, étaient noirâtres, ainsi que le mésentère.*

Cette observation est précieuse, sous plusieurs rapports; analysons :

1° La première affection qu'offrit le malade

était évidemment une irritation de quelques organes du bas-ventre, notamment du foie et de la
muqueuse gastro-intestinale. Malgré les boissons
rafraîchissantes abondantes dont il fit usage, il ne
fut pas complètement guéri; un état latent d'irritation chronique continua, dans les voies gastriques, et se manifesta par la présence des gaz, *la
tuméfaction du ventre*.

2° A cette tuméfaction succéda une diarrhée;
c'était le changement, par la marche de la maladie, d'un flux en un autre; mais ce dernier était
plus fâcheux, parce qu'il annonçait une congestion plus considérable, un état plus voisin de
l'inflammation, ce qui d'ailleurs était manifeste
par les souffrances et l'ensemble des symptômes
que présentait le malade.

3° Il y eut ensuite, selon la conduite, les écarts
de régime du malade et l'usage qu'il faisait des
médicaments, alternative de la diarrhée et du flux
gazeux, c'est-à-dire tantôt augmentation, tantôt
diminution dans la congestion, l'irritation, l'inflammation; c'est ce que Morgagni fait très-bien
sentir lorsqu'il dit : *le ventre qui était tendu souvent auparavant par beaucoup de vents, et qui se
détendait bientôt après*, etc.

4° Cependant le mal faisant des progrès, *le
ventre commença à se gonfler d'une manière plus
continue et plus douloureuse, et à résonner comme
un tambour quand on le percutait*. Alors il n'y
eut plus issue de vents par le haut ou par le bas,
pendant quelque temps, et il ne fut plus question

de diarrhée. Tout cela annonçait l'augmentation
de l'inflammation. La fluxion dirigée vers la muqueuse, ne s'épuisant plus en partie dans la production des gaz et de la diarrhée, fut employée
presque tout entière à engorger le système capil-
laire, à agrandir les souffrances, et à donner à
tous les phénomènes de l'inflammation une intensité telle, que la muqueuse gastro-intestinale devint *noirâtre* dans presque toute son étendue. Les
vents qui existaient auparavant dans le canal intestinal, et la petite quantité de ceux qui s'exha-
laient encore, n'étant plus expulsés, produisirent
la *tympanite*. Cette expulsion ne pouvait avoir
lieu, parce qu'il arriva, ce qui arrive presque
toujours dans ce cas, que le plan musculaire,
comme paralysé par la violence de l'irritation de
la muqueuse, cessa de se contracter, d'exécuter
ses mouvements ordinaires, et se laissa distendre.
Un rétrécissement, suite de l'inflammation dans
un point quelconque du tube digestif, peut aussi,
en s'opposant à l'issue des vents supérieurement
placés, produire la tympanite. Alors, le plan musculaire, après s'être épuisé en vains efforts pour
expulser ces vents, cesse également de se contracter, et se laisse distendre, soit par une sorte
de fatigue, de relâchement, soit par cette immobilité sympathique, dans une violente irritation
de la muqueuse, dont je viens de parler. L'obstacle
à l'issue des vents et la tympanite peuvent encore être dues à cette espèce de spasme, de contracture opiniâtre des fibres musculaires, qui fer-

meraient plus ou moins complètement le canal,
dans un point quelconque de son étendue; mais
ce phénomène est ordinairement de peu de durée,
et n'arrive guère que dans les affections purement
nerveuses des voies gastriques. Vous verrez des
exemples de tout cela plus tard. En général, lorsque dans une maladie caractérisée par des symptômes d'irritation, d'inflammation de la muqueuse
digestive, la formation des vents était d'abord
abondante, leur expulsion facile, et que tout-à-
coup cette formation, cette expulsion cessent, et
la tympanite survient, on doit très-mal augurer
de ce changement. C'est ce que l'on voit assez
fréquemment dans celles des fièvres dites essentielles dont la gastro-entérite forme la base. C'est
à des faits semblables que se rapporte ce principe
d'Hippocrate : *In febribus, alvo inflatá, ventum
non erumpere, malum;* et ce pronostic prouve la
justesse du coup d'œil de cet excellent observateur. Lorsqu'au contraire les vents se reforment
de nouveau, en plus ou moins grande abondance,
et sont facilement expulsés, on peut annoncer
un amendement dans les phénomènes de l'irritation, de l'inflammation. Seulement il faut faire
attention que ces considérations ne s'appliquent
pas au cas où la gangrène est déjà survenue dans
la partie enflammée; car alors cette terminaison
funeste ayant rompu tous les spasmes, et les sympathies ne se trouvant plus excitées, ni les mouvements musculaires enchaînés, paralysés, à cause
de la cessation de l'état d'éréthisme, les contrac-

tions du plan musculaire ont lieu de nouveau , et
les vents peuvent être facilement expulsés, quoique la mort soit imminente. Voilà pourquoi j'ai
eu soin d'ajouter dans ma première lettre, en
énonçant mes propositions, relativement au pronostic qu'on peut tirer des phénomènes venteux,
cette condition essentielle : *Lorsqu'il n'y a pas
encore désorganisation de la muqueuse.* Je vous
citais tout-à-l'heure l'axiome d'Hippocrate : *In febribus*, etc.; il est curieux de voir comment ce
célèbre médecin a su rattacher de précieux préceptes de pronostic à des circonstances, en apparence très-peu importantes, relativement à la
présence des vents dans les voies gastriques, le
genre de bruit qu'ils produisent, leur expulsion
par le haut ou par le bas, etc..... Il avait très-bien
vu que le développement de gaz, dans le tube
digestif, avec les grouillements, les borborygmes
qu'ils amènent, était un phénomène d'excitation
qui précédait ou accompagnait quelquefois les
fluxions dirigées dans les voies gastriques elles-
mêmes , ou vers quelques autres organes du
bas-ventre; c'est ce que fait très-bien sentir l'apho-
risme suivant (aphor. 73, sect. 4) : *Quibus præ-
cordia elevata permurmurantia , lumborum do-
lore accedente, his alvi humectantur, si non flatus
erumpant, aut urinæ copia prodeat. In febribus
autem hæc.*

Pour en revenir maintenant à l'observation que
nous analysons, vous y voyez que, pendant que
ces phénomènes gazeux se passaient dans le canal

intestinal , la nature se livrait à d'autres travaux morbides plus en rapport avec l'affection de quelques autres organes essentiels , notamment du foie et des poumons. Il se développait une hydropisie presque générale. Les systèmes exhalant , cellulaire et séreux , devinrent le principal siége des mouvements fluxionnaires. La quantité d'irritation se distribuant sur un plus grand nombre d'organes, celle des voies gastriques devint moins grande ; l'éréthisme y fut moins violent; le plan musculaire reprit en partie ses mouvements , et put de nouveau expulser les gaz qui se produisaient en moindre quantité ; tout cela est renfermé dans ces termes : *Quoique le malade recommençât à faire de temps en temps des vents par en haut et par en bas , et qu'il n'y eût plus le son de tambour à la percussion.* Mais la mort n'en arriva pas moins par l'enchaînement des phénomènes que trace Morgagni.

Ainsi, comme vous le voyez , se trouvent naturellement et complètement développées déjà quelques-unes des propositions que j'ai énoncées dans ma première lettre. Je n'ajouterai pas ici de nouvelles réflexions ; passons à d'autres faits.

«Un homme de lettres, âgé d'environ cinquante ans, sujet depuis long-temps à *des flatuosités* et à des *constipations opiniâtres*, fut atteint d'une *vraie tympanite* accompagnée d'anxiétés très-fâcheuses, et de grandes faiblesses. C'est en vain qu'on administra divers secours, les syncopes augmentè-

rent, les extrémités se refroidirent, et le malade
périt, environ le douzième jour de sa maladie.

On trouva, à l'ouverture du corps, l'estomac
et les intestins extraordinairement distendus par
l'air, enflammés et même gangrenés en divers endroits (Lieutaud, lib. I, obs. 17). »

Cette observation, tel que la donne Lieutaud,
est courte, mais elle exprime tout ce qu'elle devait exprimer, aucune circonstance essentielle
n'est omise. Vous y voyez d'abord une abondante
exhalation de gaz dans les voies gastriques, avec
leur issue libre et facile par le haut ou par le bas :
ce sont les *flatuosités* [1]. C'est par ce phénomène
d'exhalation gazeuse, véritable phénomène d'excitation, d'irritation, que la nature prélude, dans
la plupart des cas, à l'établissement d'un état inflammatoire qui, lui-même, à moins qu'il ne soit
trop violent, s'accompagne du même phénomène, et semble, en le produisant, perdre une
partie de son intensité. Remarquez, en même
temps, ce que vous remarquerez toujours, que
tant qu'il y a abondante exhalation gazeuse, il n'y
a pas d'autre flux séreux ou muqueux ; il n'est jamais question, dans cette observation, de diarrhée ; au contraire, il y a eu des *constipations opiniâtres.* Un flux gazeux et un flux liquide n'existent
guère en même temps, dans les voies gastriques,
du moins quand l'un ou l'autre sont très-abon-

---

2 Il faut cependant faire ici la part des gaz dus aux mauvaises digestions, ordinairement fréquentes chez les individus dont les voies gastriques sont malades.

dants; mais ils se remplacent plutôt, comme je vous l'ai déjà fait observer. Cependant l'inflammation étant devenue beaucoup plus intense, la *tympanite* est survenue : c'est le même phénomène que dans l'observation précédente; il a eu lieu de la même manière, par les mêmes raisons, et vous pouvez y appliquer les mêmes considérations. Remarquez de plus que, quoique la gangrène soit survenue, dans ce cas, il n'y a pas eu cessation de l'éréthisme de la muqueuse, de l'immobilité ou du spasme du muscle, et que l'auteur ne dit pas que les vents aient été expulsés avant la mort : c'est que la gangrène n'occupait çà et là que quelques points, tandis que d'autres parties étaient encore occupées par une inflammation intense, capable d'enchaîner les mouvements musculaires, et de tenir en éveil les sympathies.

« Un quinquagénaire habitué à rester assis et incliné vers une table sur laquelle il s'appuyait, sans doute pour se livrer à la lecture et à l'écriture, était atteint, depuis deux ans, de diverses incommodités, et particulièrement de *flatuosités;* une *tympanite* se déclare avec des vomissements et une *constipation opiniâtre.* Les remèdes qu'on lui prescrit ne lui sont d'aucune utilité; ses forces s'épuisent, le pouls devient convulsif; cependant le malade conserva sa connaissance, mais il finit par mourir.

«A la première incision du bas-ventre, il en sortit avec irruption une grande quantité d'air qui

était contenue entre ses parois et ses viscères ;
on vit en outre que les intestins étaient très-
gonflés par des flatuosités, le cœcum avait le volume de la tête d'un homme, et il y avait en lui
des marques de gangrène ; l'estomac, le foie et
la rate étaient d'ailleurs sains, seulement un
peu diminués de volume. (Lieutaud, lib. I, obs.
270.) »

Vous voyez également ici la nature préluder à
l'inflammation par un état d'irritation avec exhalation gazeuse, par des *flatuosités*. Cette exhalation continue encore avec l'état d'inflammation ;
mais celle-ci devenant beaucoup plus intense, la
tympanite se déclare ; il y a *constipation opiniâtre* et de plus vomissements. Les mêmes considérations sont encore parfaitement applicables à
ce cas. C'est toujours la justification et la démonstration des principes que j'ai posés.

« Un homme âgé de cinquante ans se plaignait
très-souvent et à des époques irrégulières d'une
colique des plus violentes, dans l'intervalle de laquelle il continuait d'éprouver un sentiment de
douleur obscure dans le bas-ventre. La maladie
devenant plus intense, cet homme finit par mourir.

« Le cadavre ayant été ouvert, on reconnut que
l'intestin jéjunum était déplacé, et si monstrueu-
sement dilaté par des gaz, que sa partie inférieure
était sphacélée et dilacérée. (Lieutaud, lib. I,
obs. 486.) »

Dans ce cas-ci, il n'y a pas eu de *flatuosités* ;
l'irritation et l'inflammation existaient dans le

jéjunum; un état de contraction spasmodique
opiniâtre, dans quelques points du plan musculaire, au-dessus et au-dessous de la partie irritée,
enflammée, s'opposait à l'issue libre des gaz;
dans cette dernière partie, la contraction des fibres musculaires s'épuisait en vains efforts; il
n'en résultait qu'un surcroît de coliques, par la
pression de l'intestin sur les gaz, et la réaction
de ceux-ci sur l'intestin qu'ils tendaient à dilater
avec d'autant plus de force, que l'excès de la
chaleur due à l'inflammation augmentait leur ressort. Ainsi, point ou peu de vents sortaient; une
partie sans doute était absorbée, les vents résul-
tant de l'irritation, de l'inflammation, devenaient
ainsi, à leur tour, cause aggravante de cette maladie; la gangrène étant survenue, et les tissus
ayant perdu par là leur force de résistance, l'effort de distension des gaz les a dilacérés.

Cette observation, outre qu'elle sert comme
tant d'autres, de preuve à la vérité de la thèse que
je discute dans ce moment, sert à démontrer
les effets des gaz dans les voies gastriques, comme
vous le verrez mieux plus tard.

En 1814, on recueillit à l'Hôtel-Dieu de Paris,
l'observation d'un individu atteint de la *tympanite*, pour la guérison de laquelle on employa,
sans succès, plusieurs traitements convenablement administrés. Le malade succomba, sans
qu'on pût connaître la cause de la dilatation des
intestins; l'ouverture du cadavre fit connaître un
rétrécissement de la partie inférieure du colon

iliaque gauche, suite d'une inflammation chronique, lequel obstruait presque complètement le
canal intestinal , et s'opposait à l'issue des gaz qui
s'y étaient accumulés. (Art. *Tympanite* du Dict. des
Sciences méd.)

Il est clair que , sans cet obstacle au passage des
vents, il y en aurait eu d'expulsés par l'anus. Il
est probable que cela avait eu lieu , au commencement, avant l'existence du rétrécissement, lorsque la nature préludait, par une exhalation gazeuse, à l'établissement de l'inflammation. Cette
exhalation avait continué, sous l'empire de cette
inflammation, sans la coïncidence d'aucun autre
flux liquide ; mais les vents, ne pouvant être
expulsés, avaient amené, de bonne heure, la
tympanite ; celle-ci, dès le premier abord, n'a-
vait donc pas été produite, comme dans les observations précédentes, par la violence de l'irritation de la muqueuse qui enchaînait sympathiquement les forces du plan musculaire; mais cette
dernière cause a pu s'y joindre plus tard. Sans cet
obstacle à l'expulsion des gaz , avec un traitement
et un régime convenables , l'inflammation aurait
pu se terminer insensiblement , en s'épuisant,
pour ainsi dire, dans la production de l'exhalation gazeuse, laquelle serait devenue, de cette
manière , comme une terminaison de l'inflammation elle-même. Les exemples d'une semblable
marche sont très-communs. Chez les individus
disposés à l'exhalation gazeuse dans les voies gastriques , ce phénomène constitue un degré mor-

bide moindre que l'inflammation intense, et ce degré se trouve sur la route décroissante, comme sur la route croissante de cette inflammation. Une remarque que vous avez sans doute faite, dans cette observation, comme dans les autres, c'est que ces phénomènes gazeux accompagnent plus souvent les phlegmasies chroniques que les phlegmasies aiguës, surtout lorsque celles-ci marchent avec beaucoup d'intensité.

« Un jeune homme de vingt-cinq ans est tourmenté, pendant douze jours, d'une forte *diarrhée* qu'on arrête subitement par des remèdes intempestifs; alors ardeur, *gonflement inégal, mais élastique du ventre, vents,* anxiétés, sanglots, soif, délire, mort bientôt. A l'ouverture du cadavre, on trouve une inflammation, un épaississement considérables des parois de l'estomac et de plusieurs parties du tube intestinal, un long rétrécissement dans le colon et l'intestin grêle, et des intumescences gazeuses dont une était aussi grosse que la tête d'un enfant. (Stork., Lieutaud. t. 1. obs. 70.) »

D'après les lésions trouvées sur le cadavre, il est évident que la gastro-entérite était très-ancienne; avant la forte diarrhée qui ne dura que douze jours, et qui, brusquement et imprudemment arrêtée, fut remplacée par une exhalation de gaz, probablement cette dernière exhalation s'était déjà présentée; seulement, comme l'inflammation n'était pas encore bien intense, qu'il n'y avait pas encore de rétrécissement, l'expulsion des vents devait avoir lieu facilement ; ce n'était que des *flatuosités* ; mais, à la fin, cette expulsion ne s'opérait pas ou presque pas ; il y avait *gonflement inégal, mais élastique du ventre*, c'est-à-dire un phénomène semblable à la tympanite. Ici, d'après les paroles de l'auteur, le développement de gaz n'a paru précisément que lorsque le mal est devenu plus grave, et comme j'affirmais tout à l'heure que l'apparition des gaz annonçait un amendement dans la marche de l'inflammation, il semblerait que je suis en contradiction avec moi-même ou que mon hypothèse est mal fondée ; mais tout cela s'explique facilement, par les considérations suivantes : Lorsque l'irritation, l'inflammation s'emparent de la muqueuse gastro-intestinale, chez un individu disposé à l'exhalation gazeuse [1] dans les voies gastriques , c'est par cette exhalation que la nature manifeste le commencement de l'affection morbide. Si l'inflammation acquiert tout d'un coup ou lentement une très-haute intensité, là où elle est le plus intense, l'exhalation gazeuse n'a plus lieu, mais elle peut continuer dans les parties de la muqueuse moins enflammées ou simplement irritées.

Il peut donc arriver qu'une phlegmasie assez

[1] Je répète ici qu'il faut, pour que cette exhalation ait lieu, une disposition particulière de l'individu, disposition qui est extraordinairement fréquente ; mais , hors de là, l'inflammation à l'état aigu ou chronique peut parcourir toutes ses phases, sans l'apparition d'aucun gaz, à moins que ce ne soient les gaz provenant de la mauvaise digestion d'aliments introduits mal-à-propos.

intense pour déterminer la mort, ait lieu dans une plus ou moins grande étendue de la muqueuse, pendant que les parties voisines moins enflammées ou simplement irritées, continuent d'exhaler des gaz, ou en exhalent pour la première fois. Il peut même arriver qu'une forte diarrhée existant d'abord, sans aucune exhalation gazeuse, comme dans l'observation dont il s'agit, et cette diarrhée se trouvant tout-à-coup supprimée, une phlegmasie mortelle se manifeste dans un point, tandis que plus loin la muqueuse offre une exhalation gazeuse qui ne s'était pas encore montrée, de manière que cette apparition ait lieu précisément quand le mal est devenu sans ressource ; mais, dans ces deux cas, l'apparition des gaz n'annoncera pas un amendement, d'après les règles générales que j'ai posées, parce qu'il y aura toujours *tympanite*, ce qui est un très-mauvais signe, comme je vous l'ai dit. De plus, tous les symptômes concomitants apprendront assez la terminaison funeste que doit avoir la maladie. Ainsi, dans l'observation actuelle, il y avait sanglots, angoisse, délire, etc. ; enfin s'il s'offrait en même temps une *tympanite* et l'expulsion libre des gaz, ce qui arrive quelquefois, cela ne rend pas le pronostic meilleur ; seulement cette circonstance démontre que les fibres musculaires de la partie inférieure du gros intestin ou de l'estomac, ne partagent pas l'état de distension, d'immobilité, de spasme du reste du tube intestinal où est le siége de l'inflammation, et que leur contraction peut encore avoir lieu ; mais cela n'empêche pas que ce qui se passe dans cette dernière partie, n'annonce positivement une intensité très-grave de l'inflammation ou un rétrécissement mortel. Donc ces cas, au lieu de constituer des exceptions aux principes que j'ai établis, ne font au contraire que les confirmer.

Je pourrais encore trouver des faits, à l'appui de mes principes, dans Sarcone (Histoire des maladies observées à Naples) et dans beaucoup d'autres auteurs, mais les rapporter, ce serait alonger inutilement le tableau que j'avais promis de vous tracer, car ils n'ajouteraient rien de plus à la lucidité des preuves. J'aime mieux vous renvoyer à la lecture des divers auteurs que je vous ai cités. Votre perspicacité vous y fera facilement découvrir tout ce que j'aurais pu en extraire moi-même, à l'appui de mon opinion. Je pourrais également mettre devant vos yeux plusieurs observations tirées de ma propre pratique, je vais, pour le moment, en citer une seule, dont je renvoie l'insertion dans ma prochaine lettre.

Cinquième Lettre.

M. Vitton, maire de la Guillotière, d'un esprit actif, d'un tempérament sanguin, d'un assez fort embonpoint, de retour d'un voyage qu'il venait de faire à Paris, éprouva, dans le mois de juin, un sentiment de plénitude dans le ventre, des coliques, la perte de l'appétit, de la soif, de la céphalalgie; le pouls était fébrile, la langue blanchâtre, muqueuse au milieu, rouge sur les bords. Des évacuations alvines, sanguinolentes et abondantes, survinrent, dès les premiers jours; de temps en temps des *vents étaient expulsés par l'anus, et amenaient un soulagement.* Le malade fut soumis d'abord à un traitement antiphlogistique très-actif, consistant en saignée du bras, sangsues à l'anus, fomentations, cataplasmes, lavements émollients, etc.; la fièvre prit un caractère rémittent. Après plusieurs jours de l'emploi du traitement antiphlogistique, sans amendement bien notable, nous crûmes, M. le docteur M..... et moi, qui traitions conjointement le malade, que le quinquina arrêterait le mal. Effectivement, sous l'in-

fluence de ce remède, le mouvement d'exacerbation fébrile avec légers frissons, qui arrivait tous
les jours, et qui constituait la fièvre rémittente,
cessa, et le malade parut beaucoup mieux; mais
bientôt la fièvre prit plus d'intensité; la céphalalgie augmenta; il y eut trouble dans les idées; les
selles devinrent plus rares et plus sanguinolentes,
il ne se produisit plus de gaz. A la suite d'une
consultation qui eut lieu avec quelques autres confrères, nous revînmes au traitement antiphlogistique, aux sangsues, aux lavements émollients, etc.;
la fièvre diminua; la tête devint libre, les douleurs sourdes de l'abdomen beaucoup moins intenses; les selles acquirent un meilleur aspect,
quoique légèrement diarrhéiques, et *il y eut de
nouveau production d'une grande quantité de gaz.*
Cependant, comme nous étions convenus que si
la fièvre reprenait le caractère rémittent bien
marqué, nous aurions recours de nouveau au
quinquina, cette circonstance s'étant présentée,
nous donnâmes cette dernière substance en décoction, dans de l'eau de poulet. Aussitôt les selles
se supprimèrent; *le ventre se ballonna; il ne s'o-
péra plus d'expulsion de gaz, quoique le malade
en sentit le besoin et qu'il fît des efforts pour la
déterminer.* Nous nous convainquîmes par là que
tout cet appareil de symptômes ne tenait absolument qu'à l'inflammation des intestins, et qu'il
disparaîtrait avec cette inflammation. Nous revînmes donc au traitement antiphlogistique qui ra-
mena le mieux. Ce mieux persista, par la persis-

tance dans le même traitement. Le ventre se détendit, la diarrhée fut supprimée ; *mais il y eut de nouveau développement et libre expulsion de gaz.* La convalescence commença au vingt-huitième jour. Pendant tout le temps que dura cette convalescence, les mêmes phénomènes gazeux se présentèrent. Le malade sentait une douleur sourde, profonde dans le ventre, une tension dont il n'était soulagé qu'en rendant beaucoup de vents. M. Vitton se remit parfaitement. Je le rencontrai quelque temps après : il me dit que depuis sa maladie, il était sujet à beaucoup de *flatuosités , qu'il faisait souvent des vents par l'anus,* ce qui le soulageait des ardeurs, du malaise qu'il éprouvait encore, parfois, dans le ventre, quoique sa digestion se fît parfaitement et sans éructations.

Cette observation n'a pas besoin de commentaire ; vous pouvez y appliquer les mêmes considérations, et y distinguer les mêmes circonstances essentielles que dans toutes les observations précédentes. Vous y voyez les gaz être développés ou non, être expulsés facilement ou non, selon que diverses phases de la maladie, ou l'usage des médicaments, amènent une augmentation ou une diminution dans l'état de l'éréthisme, de l'irritation, de l'inflammation. Vous y voyez enfin la production des gaz former comme la terminaison de l'inflammation qui avait établi son siége dans le tube digestif.

Vous voilà sans doute déjà aussi convaincu que je le suis moi-même de la justesse de mes principes.

Maintenant que vous aurez votre attention plus
particulièrement fixée sur les phénomènes gazeux
que vous offriront vos malades, vous ne tarderez
pas à faire une application et une vérification fréquentes de ces principes, dans votre pratique. Je
vous ai indiqué quelques auteurs où j'ai trouvé
des matériaux utiles, qu'aucun d'eux n'a jamais
songé à utiliser pour la démonstration et l'établissement de la même théorie. Au milieu des diverses maladies qu'on attribuait aux vents, il y en
a qui ont parlé d'une mélancolie venteuse, d'une
hypocondrie venteuse, etc., et qui ont entrevu,
dans ces cas, quelques-uns des effets des vents
dans les voies gastriques, mais c'est toujours,
sans reconnaître la véritable cause qui engendre
ces vents, quand ils ne sont pas dus à la digestion, à la déglutition de l'air, à la gangrène, et
en appréciant d'une manière très-inexacte leurs
effets. Vous trouverez dans un ouvrage publié en
1827, par le docteur Barras, (Traité sur les gastralgies et les entéralgies ou maladies nerveuses
de l'estomac et des intestins), un grand nombre
de faits intéressants où vous verrez un développ-
pement considérable de gaz, provenant toujours
de causes excitantes, irritantes, qui ont agi sur
les voies gastriques, comme les fortes affections
de l'ame, les études trop assidues, l'abus, dans
le traitement de quelques maladies antérieures,
des vomitifs, des purgatifs, des toniques, du
quinquina, etc., l'usage outré du café, du vin,

des liqueurs, des aliments salés, épicés, les écarts de régime, etc.

Tout en faisant la part des vents qui doivent nécessairement être formés, par de mauvaises digestions, dans des estomacs altérés, le docteur Barras n'a nullement parlé du rapport qui existe, dans l'état morbide, entre le développement de gaz et la modification de la vie du tissu exhalant ou sécréteur des voies gastriques. Il a encore moins songé aux utiles conclusions que l'on peut déduire de l'étude approfondie de ce phénomène. Comme il est question dans son ouvrage de l'*atonie* du système nerveux, vous pouvez y appliquer, relativement aux phénomènes gazeux, les mêmes considérations que j'ai déjà émises : ainsi, il n'est pas douteux que, par le pneumo-gastrique principalement, il s'effectue une inervation indispensable pour la régularité de la digestion ; que cette inervation peut être amoindrie, qu'elle peut devenir nulle. Coupez les nerfs pneumo-gastriques, il n'y aura pas de digestion, ou elle se fera mal, parce que des conditions essentielles manqueront. Il y aura ainsi nécessairement altération dans les sucs gastriques ; l'opération, comme chimico-vitale, qui constitue la digestion, se rapprochera davantage d'une fermentation chimique, et il arrivera plus ou moins, ce qui arrive dans toutes les opérations semblables, un grand développement de gaz. Mais hors de la digestion, hors de la présence de toute substance alibile dans les voies gastriques, la diminution, la nullité

de l'inervation ne saurait produire un développement de gaz. Dans toutes les sections ou les
ligatures complètes des pneumo-gastriques qu'ont
pratiquées un grand nombre d'expérimentateurs,
ayant en vue l'éclaircissement de divers points
de physiologie, personne n'a jamais vu plus de
gaz que dans l'état normal se produire par le fait
de cette section, de cette ligature, par la diminution ou l'anéantissement de l'action nerveuse.
C'est une action vitale qui engendre les gaz : c'est
une augmentation et non une diminution de cette
action qui en engendre davantage, dans l'état
morbide. C'est alors un véritable phénomène d'excitation, d'irritation, d'inflammation même. Il a
lieu plus ou moins, selon les tempéraments, les
constitutions, les idiosyncrasies, les prédispositions, les habitudes des voies gastriques. Il est
très-saillant chez les uns, peu saillant ou même
nul chez les autres; mais quand il a lieu, ce qui
est excessivement fréquent, il n'a pas d'autre étiologie que celle que j'ai assignée, et il devient très-
utile pour établir le diagnostic et le pronostic dans
diverses affections du tube digestif.

Je tirerai de tout ce qui précède une conclusion
qui vous consolera, au milieu des craintes que
vous inspire votre état, et que j'ai partagées souvent pour moi-même, lorsque mon état était semblable au vôtre : c'est que les voies gastriques les
plus venteuses ne sont pas les plus malheureusement constituées. La nature nous sauve, par ces
vents, d'une foule d'affections, diarrhée, engorge-

ment, épaississement des membranes, squirre, etc.
qui porteraient une atteinte bien plus grave et
plus directe à la santé et à la vie. C'est une voie
de dégorgement dont l'apparition est, dans un
très-grand nombre de cas, d'un excellent augure,
et vous avez sans doute entendu dire, comme moi,
à beaucoup de gens que, depuis qu'ils étaient *venteux*, l'affection du ventre qui les tourmentait
auparavant, avait beaucoup perdu de son intensité.
Remarquez toujours qu'il n'est pas question ici
des vents qui sont le résultat des mauvaises digestions. Ceux-là, au contraire, ne constituent qu'un
surcroît de fatigue pour le malade. Par exemple,
les vents qui se forment dans un estomac affecté
d'un squirre du pylore, proviennent, en général, de la digestion qui ne peut être que mauvaise avec une semblable altération ; et, en n'indiquant alors qu'un mal plus grave, ils ne sont qu'une
nouvelle source de souffrance; il ne s'agit, je
le répète, que des gaz dus à une action vitale des
tissus, à une exhalation. C'est alors seulement que
leur apparition, hors des circonstances aggravan-
tes de la *tympanite*, etc., dont j'ai parlé, deviennent le signe du rétablissement. Ainsi, pour vous
montrer encore une application de cette règle générale; si, pendant qu'une forte diarrhée existe,
il se présente un développement abondant et une
expulsion de gaz, vous pouvez annoncer l'heureuse
terminaison de la maladie. Le choléra asiatique,
comme le choléra sporadique, offre ce phénomène. Parmi le petit nombre d'auteurs qui ont

signalé, dans la convalescence de cette terrible
affection morbide, la formation et l'expulsion des
gaz, je cite le docteur Polinière, médecin de l'Hôtel-Dieu de Lyon, qui, dans le tableau qu'il trace
de la convalescence du choléra, qu'il a étudié à
Paris, signale la *sensibilité abdominale, des coliques fréquentes causées par des vents et cessant
après leur expulsion.*

Avant de vous citer d'autres observations tirées de ma pratique, je crois nécessaire de vous
entretenir d'une autre partie bien intéressante de
mon sujet, dont la connaissance vous fera mieux
saisir plus tard ces observations dans tous leurs
détails : *ce sont les effets de la présence des gaz
ou vents dans les voies gastriques.*

EFFETS DE LA PRÉSENCE DES GAZ OU VENTS DANS LES VOIES GASTRIQUES.

Vous avez vu que, dans l'état naturel, il paraît
y avoir exhalation et absorption de gaz dans le
tube intestinal, plus ou moins forte, selon la disposition, etc., et ce phénomène semble nécessaire à l'exécution des fonctions habituelles de ce
conduit. Ces gaz s'y trouvent plus ou moins mêlés à l'air atmosphérique, surtout dans sa partie
supérieure. Les mouvements du plan musculaire
font ensuite circuler cet air atmosphérique, venant des diverses sources dont j'ai parlé, dans une
grande partie de sa longueur ; mais en général,
chaque division essentielle du tube digestif paraît

renfermer plus spécialement une sorte de gaz. Dans l'estomac, c'est de l'air atmosphérique et de l'acide carbonique; dans l'intestin grêle, moins d'air atmosphérique, quelquefois point du tout, de l'acide carbonique, de l'azote et de l'hydrogène; dans le gros intestin, de l'hydrogène carboné, sulfuré, de l'acide carbonique, de l'hydrogène pur. Tout cela résulte d'expériences faites sur les animaux comme sur l'homme. Ces gaz, surtout dans le gros intestin, peuvent se combiner avec divers principes des excréments et autres matières qui séjournent plus ou moins long-temps, de manière à acquérir une composition et des caractères avec lesquels ils n'ont pas été exhalés. Au reste, quelle que soit leur nature, ils peuvent se trouver indistinctement dans tous les points des voies gastriques, s'ils proviennent de l'espèce de fermentation qui a lieu dans une mauvaise digestion. Pour apprécier exactement les effets que produisent les gaz dans les voies gastriques, il faut nécessairement établir les divisions suivantes.

1° Il n'y a pas plus de gaz qu'il ne s'en produit dans l'état normal, selon les divers tempéraments, et les organes sont sains.

2° Il y a plus de gaz qu'il ne doit s'en produire dans l'état normal, provenant des diverses sources que j'ai établies, et les organes sont encore sains.

3° Dans les deux hypothèses de gaz en quantité normale ou anormale, les organes peuvent être malades, et ils peuvent l'être dans la membrane muqueuse, ou dans la musculeuse, ou dans la séreuse, ou dans plusieurs de ces plans à la fois.

1er cas. *Il n'y a pas plus de gaz qu'il ne s'en produit dans l'état normal, selon les divers tempéraments, et les organes sont sains.* Les gaz ne présentent, dans ce cas, rien d'intéressant; en partie absorbés, en partie rejetés du côté de l'anus, plus rarement de la bouche, par les mouvements du plan musculaire, ils sont sans cesse renouvelés par l'exhalation, tiennent les parois des intestins convenablement écartées, favorisent leurs fonctions, ne causent aucune sensation pénible, et les divers grouillements qu'ils produisent par les mouvements intestinaux, soit lors d'un jeûne trop prolongé, soit à l'approche des menstrues, etc., ne s'accompagnent jamais d'aucune douleur. Sans la présence de ces gaz, les parois intestinales seraient continuellement affaissées par la pression de l'air atmosphérique sur le bas-ventre; elles manqueraient aussi probablement d'un stimulant nécessaire et habituel pour l'accomplissement de leurs fonctions; les matières plus ou moins nutritives, ou excrémentitielles y circuleraient plus difficilement, etc. Il est d'ailleurs certain qu'il doit en être de cette exhalation gazeuse comme de toutes les autres exhalations ou sécrétions. Si elle est altérée, si les gaz changent de nature, s'ils acquièrent des qualités irritantes, débilitantes, etc., la muqueuse en sera plus ou moins offensée; c'est ainsi que l'air at-

mosphérique qui circule toujours, comme je l'ai
dit, en plus ou moins grande quantité, dans le
tube intestinal, selon qu'il est pur, différemment
composé ou chargé de miasmes, peut devenir
un agent de santé ou de maladie, et c'est ainsi
qu'un changement de pays, de localité, de climat, peut en partie influer sur la régularité des
fonctions des voies gastriques et sur la nutrition.

2ᵉ cas. *Il y a plus de gaz qu'il ne doit s'en produire dans l'état normal, provenant des diverses
sources que j'ai établies, et les organes sont encore sains.* Cette plus grande quantité de gaz peut
provenir d'une augmentation passagère de l'exhalation gazeuse qui s'opère habituellement dans le
tube digestif, augmentation qui n'est pas plus une
maladie de la muqueuse, que l'augmentation de
la transpiration insensible ou de la sueur n'est
une maladie de la peau; elle a lieu très-fréquemment chez les tempéraments *venteux*, fortement disposés au flux gazeux; mais cette plus
grande quantité de gaz provient encore plus souvent d'une mauvaise digestion, ou de l'ingestion
d'aliments qui ont la propriété de développer
beaucoup de gaz constitués le plus ordinairement
alors par l'acide carbonique.

Il y a des personnes, comme je vous l'ai déjà
fait observer dans ma seconde lettre, chez lesquelles l'arrivée du bol alimentaire, dans l'estomac, s'accompagne presque tout-à-coup d'une
grande exhalation de gaz dans cet organe, ainsi
que dans une grande partie du tube intestinal.

Tel est le cas de cette dame dont parle M. Gerardin, et que je vous ai également citée dans la même
lettre. J'ai connu moi-même un individu chez
lequel, constamment, pendant le repas, le ventre
se tendait et il y avait expulsion continuelle de
vents inodores, mais bruyants, en partie par la
bouche, mais surtout par l'anus, de sorte que,
pour ne pas se trouver gêné et pour ne pas se
rendre malade, par la rétention de ces vents, cet
individu mangeait toujours chez lui et refusait
toutes les invitations de manger ailleurs. Au reste,
quelle qu'en soit la cause, lorsque les organes
gastriques sont sains, cette abondance de vents
n'offre pas de grands inconvénients; ils déterminent une tension passagère, des borborygmes,
quelques coliques. En partie absorbés, en plus
grande partie rejetés par le plan musculaire qui
jouit de toute sa force, ils constituent plutôt un
malaise qu'une maladie. Mais toutes les circonstances morbides, tous les effets plus ou moins
fâcheux et les grands désordres produits par les
gaz, se rencontrent à un très-haut degré dans le
3e cas, qui mérite seul de fixer notre attention et
que nous allons examiner.

3me cas. *Dans les deux hypothèses des gaz produits en quantité normale ou anormale, les organes peuvent être malades, et ils peuvent l'être
dans la membrane muqueuse, ou dans la musculeuse, ou dans la séreuse, ou dans plusieurs de ces
plans à la fois.* Si la muqueuse se trouve très-
susceptible, très-irritable, surtout en contact avec

quelque gaz, produit de la digestion ou des autres
causes dont j'ai parlé, qui possède lui-même quelque qualité irritante, il y aura points douloureux,
malaise, ardeur dans le ventre, coliques, etc.; mais
si le plan musculaire n'est pas gêné, perverti, paralysé dans son action, par l'affection de la muqueuse, il viendra facilement à bout d'expulser
ces gaz qui, se trouvant ainsi en partie rejetés,
en partie absorbés, disparaîtront et cesseront de
troubler les organes gastriques. C'est encore là
plutôt une indisposition passagère qu'une véritable maladie. La muqueuse est-elle dans un état
réel d'inflammation ; alors la pression, les frottements déterminés par les gaz, surtout ceux-ci ayant
une qualité irritante, engendreront des douleurs
d'entrailles bien plus grandes, et contribueront
à augmenter l'inflammation. Cependant, si, encore dans ce cas, le plan musculaire jouit de toute
l'intégrité de ses mouvements et ne se trouve pas
sympathiquement affecté, il y aura encore, par
ces mouvements, expulsion des gaz et cessation
du surcroît de trouble qu'ils auront amené. Mais
si, la muqueuse se trouvant dans l'état naturel ou
dans un état de susceptibilité, d'irritabilité extrême
ou même de véritable inflammation, le plan musculaire plus ou moins affecté sympathiquement
ou directement, ne peut exécuter ses fonctions;
si, dans une partie, dans quelques points de son
étendue, il a perdu de sa force, il est aminci, il
est comme paralysé ou au contraire épaissi, dans
un état de resserrement, d'éréthisme, de spasme :

alors les vents retenus ne pouvant être expulsés,
par la pression, les frottements, la distension
qu'ils déterminent, circonstances que rendent
quelquefois plus fâcheuses les qualités irritantes
qu'ils possèdent ; les vents, dis-je, deviendront
cause d'une véritable maladie, qui peut avoir des
suites très-graves, comme je vous l'ai annoncé
dans les propositions que contient ma première
lettre.

La même chose arriverait si, à la suite de l'inflammation, la muqueuse seule ou conjointement
avec quelqu'autre plan membraneux, se trouvait
engorgée, épaissie au point de rétrécir, d'obli-
térer presque le canal intestinal, et de s'opposer
au passage de toute substance gazeuse, liquide,
solide ; ou si une accumulation de matières excrémentitielles, dans un point quelconque, produisait elle-même cette oblitération. Enfin la même
chose arriverait encore, si la membrane séreuse
enflammée paralysait en partie les mouvements
du plan musculaire, comme vous savez que cela
arrive dans la *péritonite* ; et si, dans ce cas, l'irritation sympathique de la muqueuse faisait exhaler
une grande quantité de gaz dans le tube digestif,
il est évident qu'alors ces gaz distendraient fortement et douloureusement ce plan musculaire et
produiraient la *tympanite*, phénomène dû bien
plus souvent à un développement de gaz dans les
voies gastriques que dans la cavité du péritoine
lui-même. Nous sommes ainsi ramenés, en défi-
nitive, à l'étude des effets des gaz dans les voies

gastriques, lorsque, par une affection morbide quelconque, directe ou sympathique du plan mus-culaire, c'est-à-dire, de l'agent d'expulsion, ou par un engorgement des parois du tube gastro-intestinal qui en rétrécit, oblitère la cavité, ou par une trop grande accumulation de matières durcies, ou enfin par la pression d'un organe voi-sin développé contre nature, il y a obstacle à l'issue de ces gaz que l'on suppose exister en plus grande quantité que dans l'état normal, la mu-queuse étant simplement irritée ou réellement dans un état d'inflammation aiguë ou chronique.

Il peut arriver qu'une partie, même très-petite du plan musculaire, se trouve en proie à un spasme tel, que, se contractant convulsivement, elle ferme complètement le canal, et s'oppose au passage, à la circulation des gaz contenus plus haut. Alors ceux-ci déjà très-abondants ou continuant d'augmenter en quantité, dilatent, distendent violemment quel-que portion du tube digestif, y déterminent quel-quefois une souffrance insupportable, augmentent beaucoup l'irritation, l'inflammation de la mu-queuse, réveillent des sympathies, causent des crampes dans les jambes, des points douloureux dans diverses parties du corps, de l'agitation, de la fièvre, un grand trouble, en un mot, qui cesse, comme par enchantement, lorsque par la cessation du spasme il y a expulsion *d'un vent* par l'anus. Rarement cette expulsion a lieu par la bouche, à moins que ce ne soit un vent venant de l'estomac ou du duodénum. Ceux qui se forment ou qui se trouvent dans les intestins grêles ne remontent guère que dans le cas de mouvements antipéristaltiques convulsifs, qui peuvent amener en même temps des vomissements, comme on le voit dans quelques hernies étranglées. Alors ils peuvent s'échapper même avec les matières fécales. L'hypocondrie, l'hystérie, dans lesquelles il y a ordinairement beaucoup de vents formés dans les voies gastriques, offrent presque toujours ces phénomènes de contraction spasmodique de quelque partie du plan musculaire. Retenus, tantôt dans un point, tantôt dans un autre, distendant violemment une muqueuse déjà très-irritable, quelquefois enflammée, les vents causent une foule de maux que les malades attribuent à ces vents qu'ils ne peuvent pas expulser, malgré tous leurs efforts, et qui disparaissent aussitôt après leur expulsion. Cependant ces malades se trompent, quand, souffrant plus qu'à l'ordinaire, ils attribuent constamment leurs souffrances à ce qu'ils ne peuvent pas *faire des vents* : c'est que souvent aussi l'irritation devenue trop intense de la muqueuse, empêche les vents de se former, comme je vous l'ai démontré, en déterminant de nouvelles douleurs. Il est évident que, dans ce cas, les malades ne peuvent pas *faire des vents* qui n'existent pas ; de sorte qu'ils souffrent davantage, tantôt parce qu'ils ne peuvent pas chasser les vents qui existent, tantôt parce qu'il ne s'en forme pas ; mais accoutumés, comme ils le sont, à se trouver soulagés par leur expulsion, ils ne se croient plus fortement fatigués que parce que cette expulsion ne peut avoir lieu.

On a vu des cas où des gaz retenus dans une portion des voies gastriques, causaient une tumeur considérable, et le spasme du muscle cessant à la mort, on ne trouvait, à l'autopsie, aucune circonstance qui pût expliquer l'obstacle au passage de ces gaz. C'est dans les gastro-entérites chroniques plus ou moins anciennes, qu'on rencontre surtout une inégalité de force de contraction dans les différents points de la longueur du tube intestinal, d'après la manière dont l'irritation se fixe sur ces différents points. Là, le plan musculaire a perdu de sa force, ou parce qu'il est rendu immobile, comme paralysé par l'inflammation trop violente de la portion de muqueuse correspondante, ou parce que les distensions trop fréquentes qu'il a déjà subies, lui ont ôté une partie de son ressort, ou parce qu'il est lui-même dans un état d'altération organique, d'inflammation, d'amincissement, etc. Là, au contraire, il est dans un état de spasme très-fréquent, qui ferme le conduit et retient tous les gaz.

On a vu aussi quelquefois de fortes constrictions, dans quelques points du tube intestinal, persister après la mort, et se montrer à l'inspection du cadavre. C'est ce que prouve très-bien ce court passage extrait de Morgagni (Lettre 38, §23) : « Des constrictions très-étroites, observées assez « souvent en différents endroits des intestins, « dans les dissections, démontrent que leurs fibres

« charnues peuvent être tellement convulsées,
« qu'elles ferment toute issue à l'air intercepté.
« *Des observateurs assez nombreux rapportent*,
« dit le célèbre Corn. Henr. Velse, *et j'ai vu moi-*
« *même fort souvent sur les cadavres, que, tandis*
« *qu'un intestin etait lâche, mou, extensible,*
« *flasque, dans un endroit, il était dur, contracté,*
« *rugueux, incapable d'être rétréci davantage,*
« *avec les doigts, imperméable aux liquides et*
« *semblable presque à une masse solide dans une*
« *autre, etc.* »

C'est dans tous les cas dont je viens de parler,
qu'offrent fréquemment les individus affectés de
gastro-entérite chronique ou de gastro-entéralgie, qu'un écart de régime, une indigestion, une
cause excitante, en augmentant le développement
des gaz, porte les maux au comble. La muqueuse
est toujours alors d'une irritabilité, d'une délica-
tesse extrême ; elle transmet au cerveau la sensation des frottements qu'elle subit, de la part de
ces gaz, aussi nettement, aussi douloureusement
que si l'affection avait lieu dans la muqueuse du
pharynx ou du canal de l'urètre.

Les dilatations du tube digestif produites par les
gaz, quand une cause quelconque s'oppose opi-
niâtrement à leur issue, peuvent être énormes.
Quelquefois c'est l'estomac qui offre cette circonstance, comme dans l'observation suivante : « Une
femme avait le bas-ventre si *tuméfié* qu'elle passait pour être grosse ; l'estomac semblait distendu
par une énorme quantité de *flatuosités*. On vit, par

l'ouverture du corps, que l'estomac était si ample qu'il recouvrait les intestins et paraissait occuper toute la région abdominale. » (Mét., cur., nat., lib. I, obs. 18.)

D'autrefois c'est le colon, comme dans le cas suivant :« Une femme meurt de la *passion iliaque*; on ouvre son corps après sa mort, et l'on reconnaît que les intestins sont très-amplifiés, le colon était plus gros que le bras. » (Bonet., Lieutaud. I. 282.)

Dans quelques circonstances la dilatation occupe une partie quelconque de l'intestin grêle : Die Merbroéck dit que dans plusieurs malades qui étaient morts, après avoir éprouvé les plus vives douleurs dans le bas-ventre, il avait reconnu que l'intestin *duodénum* était si dilaté qu'il ressemblait à un estomac ajouté au naturel.

Enfin, la dilatation peut se présenter tout à la fois dans le colon, l'intestin grêle et l'estomac; tel est le fait suivant :

« Un homme était atteint d'une *tympanite*, depuis trois ans; il éprouva un *iléon* avec vomissement de matières stercorales et un sanglot très-opiniâtre ; les forces défaillent dans peu et le malade meurt.

« On reconnut, par l'ouverture du corps, que l'intestin colon était rétréci au-dessus du rectum, dans un espace de sept pouces, et que ce dernier intestin était calleux et également très-rétréci, comme s'il avait été resserré avec un fil. Le colon était énormément dilaté au-dessus de l'obstacle,

ainsi que les intestins grêles, l'estomac même,
d'où résultait une masse énorme qui refoulait le
diaphragme jusqu'à la quatrième côte supérieure.»
(De Hean., l. I, 494.)

Je continuerai, dans la lettre suivante, l'exa·
men des autres effets des gaz.

Sixième Lettre.

Les gaz, en distendant ainsi diverses portions du tube gastro-intestinal, peuvent gêner les fonctions de divers organes. En distendant le rectum, ils pressent la vessie, l'empêchent de se développer, causent de fréquentes envies d'uriner, ou si cette pression s'effectue vers le col de la vessie, ils empêchent au contraire l'urine de sortir librement. En distendant le colon ou l'intestin grêle, on les a vus refouler l'estomac et déterminer des vomissements. Accumulés dans une grande partie ou dans la totalité du tube digestif, ils repoussent le diaphragme et nuisent à la respiration. Je pourrais vous citer des exemples de tous ces cas, mais cela est complètement inutile. Vous concevez facilement tous ces effets des gaz, et, avec des connaissances anatomiques, vous pouvez assigner tous les autres effets qu'il leur est possible de produire sous ce rapport. Cependant je ne puis m'empêcher de vous signaler deux faits curieux, cités par Combalusier (Pneumato-Pathologia, pag. 183 et 184). L'un est un exemple de déplacement de l'utérus, qui avait été entièrement chassé du bassin par une

immense distension des intestins; l'autre est bien
plus curieux encore, il est emprunté à Van-Swieten;
le voici traduit en peu de mots , avec les circonstances principales :

« Un malade se plaint d'une douleur à la jambe
« gauche; bientôt arrivent l'œdème, le froid et la
« couleur livide de cette extrémité, au point qu'on
« craint la gangrène. On accuse, comme cause de
« ces phénomènes morbides, un abcès profond ,
« dont on ne pouvait assigner le siége, exerçant une
« forte compression sur la veine iliaque ou la veine
« crurale. On fait sur cette jambe des applications
« antiseptiques; peu de jours après, l'engorgement
« disparaît, en grande partie, à la suite d'une abon-
« dante expulsion de vents par l'anus , et bientôt
« il n'y a plus de tumeur. Cependant le malade
« meurt, et on trouve, à l'autopsie, un long rétré-
« cissement du colon , au-dessus duquel il y avait
« une énorme dilatation d'une autre portion de
« cet intestin par des gaz, au point que la veine
« iliaque gauche avait dû en être fortement com-
« primée. C'était là la cause de l'engorgement qu'a-
« vait offert l'extrémité gauche , sans que les mé-
« decins l'eussent, en aucune manière, soupçonné.
« Ce cas paraît si extraordinaire à l'auteur, qu'il
« ajoute : *nisi hæc certè in cadavere vidissem, fa-*
« *teor quod vix unquam credidissem à flatibus sic*
« *comprimi posse ingentem talem venam , ut gan-*
« *grenæ indè periculum immineret.* »

Mais les gaz, en distendant violemment les voies
gastriques , produisent des effets bien plus terri-

bles : on connaît plus d'un exemple de la rupture d'un point du tube digestif ainsi distendu. Les parois, dans le point de la rupture, étaient tantôt saines, et ont cédé à la force de distension, tantôt simplement amincies, quelquefois ramollies, ulcérées, dans un état de suppuration, offrant ainsi des circonstances favorables à la cause de distension.

Vous avez déjà vu un exemple de déchirement de l'intestin *jejunum* par les gaz, dans une observation de Lieutaud, que renferme ma quatrième lettre.

P. A. Gendron a rapporté une observation de tympanite, avec déchirure du tube intestinal, terminée par la mort. (Journ. de méd. , n° 80, p. 481.)

« Une femme d'une grande corpulence est at-
« teinte d'une colique flatulente si atroce, qu'au-
« cune éruption de flatuosités ne se faisait, et
« qu'elle en périt bientôt. Le corps ayant été ou-
« vert, on, vit que les parois de l'intestin avaient
« été déchirées. » (Benivenius. l. I. 287.)

Quelquefois ce n'est pas toute l'épaisseur de la paroi de l'intestin qui est déchirée. On a vu des gaz, après avoir déchiré les membranes muqueuse, celluleuse dite nerveuse, et musculeuse, soit que ces membranes fussent saines et n'aient cédé qu'à la force de la distension, soit qu'elles fussent déjà ulcérées ou disposées au déchirement, ne plus être retenus que par la séreuse, sous laquelle ils se trouvaient placés. Haller (Opuscul.

pathol., obs. 26ᵉ) a observé dans une très-grande distension des intestins, que l'air s'était frayé une voie à travers leurs parois jusque dans des cellules situées sous la tunique externe. Spœring, cité par Morgagni (lettre 38ᵉ) rapporte, dans les Mémoires de l'Académie royale de Suède, que sur un homme dont le colon était rempli d'excréments durs, l'air avait tellement dilaté l'intestin, au-dessus de cet obstacle, qu'ayant fait violence à ses membranes, il n'était plus contenu que par la tunique extérieure.

Les gaz accumulés dans divers points du tube intestinal, simulent quelquefois d'autres maladies, et des erreurs de diagnostic ont été commises même par des praticiens exercés. De même que dans presque toutes les parties du corps, des accumulations gazeuses en ont imposé pour différentes tumeurs, des abcès, des loupes, des anévrismes, etc., et qu'il est arrivé que, croyant avoir affaire à des abcès, on a ouvert avec le bistouri ou la lancette, des tumeurs dont il n'est sorti que du vent, comme cela est arrivé à Dessault, et comme Morand en cite un exemple très-remarquable, pour une tumeur siégeant à la cuisse; de même, des gaz retenus dans l'estomac ou l'intestin, ont fait croire à la grossesse, à des engorgements, à des indurations, des squirres de divers organes du bas ventre, à l'hydropisie ascite, surtout chez les personnes très-grasses, etc., etc.: les auteurs ne manquent pas d'exemples semblables.

Une fille à laquelle Alphonse Leroi et Portal se

disposaient à pratiquer la paracenthèse, la croyant affectée d'une ascite; s'étant couchée un soir, se trouva tout-à-coup, le lendemain matin, à son réveil, guérie de sa tumeur, qui n'était que venteuse. Il est arrivé qu'on a enfoncé le trois-quarts dans l'abdomen, pensant avoir affaire à une ascite, et il n'est sorti que du vent, venant de l'intérieur du tube digestif. Des tumeurs, pour lesquelles on administrait des remèdes fondants, se sont dissipées tout-à-coup, après une éruption abondante de vents par l'anus ou quelquefois par la simple absorption. Morgagni cite quelques cas d'erreurs. Portal dit avec raison (Pneumatie , page 200) :

« Les gaz, dans certaines personnes, filles ou fem-
« mes hystériques, ainsi que dans les hommes mé-
« lancoliques, se ramassent ou se forment quel-
« quefois dans quelque partie du bas-ventre, ou
« dans d'autres parties du corps internes ou ex-
« ternes, de manière à produire des tumeurs cir-
« conscrites et très-dures. Le grand Sydenham,
« comme Sauvages l'observe, a déjà fait cette re-
« marque. » Il cite, à la suite, l'observation d'une dame de quarante ans, offrant un retard dans les règles, qu'on se disposait à envoyer à Plombières, pour fondre une tumeur au-dessous du foie, qu'on disait être une obstruction. Pendant qu'on la préparait à l'usage de ces eaux, par du petit-lait, quelques légers apéritifs, la prétendue obstruction, qui n'était qu'une tumeur venteuse, disparut tout-à-coup.

C'est surtout lorsque ces accumulations de gaz

existent dans le voisinage de quelque grosse artère , dans l'abdomen , qu'on pourrait les prendre
pour des anévrismes, des tumeurs de diverses
sortes , auxquelles les artères communiqueraient
leurs battements ; mais la disposition venteuse
connue des voies gastriques, l'ensemble des symptômes de la maladie, toutes les circonstances concomitantes bien appréciées, empêcheront en général de tomber dans cette erreur.

Les gaz offrent quelquefois aussi, dans les voies
gastriques, un singulier effet, par l'énorme distension qu'ils peuvent déterminer, surtout , si en
même temps ils se trouvent répandus dans d'autres
parties du corps: ils contribuent à rendre le corps
spécifiquement plus léger que l'eau , et à l'empêcher de s'enfoncer. Effectivement cette dernière
faculté ne se présente guère que chez les vaporeux,
les hypocondriaques, les mélancoliques, chez les
femmes hystériques, individus qui sont tous, en
général, comme vous le savez, sujets à un développement considérable de gaz dans le tube digestif. Je signale ce fait, en passant , quoiqu'il ne soit
pas d'un grand intérêt pour le pathologiste.

Enfin, si nous considérons les effets des gaz, relativement à l'absorption à laquelle ils se trouvent
soumis dans l'intérieur du tube intestinal , nous
trouvons des faits bien importants, et qui n'ont pas
assez fixé l'attention. De même qu'il s'opère une
exhalation de gaz à la surface de la muqueuse
gastro-intestinale, il s'opère aussi une absorption ;
car l'un de ces phénomènes suppose l'autre.

D'ailleurs quelquefois la disparition des gaz qui distendent les intestins, sans que leur issue ait lieu par la bouche ou par l'anus, le prouve très-bien ; il peut donc se faire, lors de l'accumulation d'une très-grande quantité de gaz dans les voies gastriques, que l'absorption venant, par une cause quelconque, à acquérir une grande activité, ou que cette absorption étant habituellement très-active, par une disposition particulière du malade ; il peut se faire, dis-je, que ces gaz absorbés par les vaisseaux lymphatiques ou veineux, ne se dissolvent pas dans la lymphe ou le sang, qu'ils ne se combinent pas avec ces liquides, qu'ils gardent leur forme élastique ; qu'alors, parcourant une portion du cercle lymphatique, veineux, artériel, ils s'opposent à la circulation des fluides, arrêtent ou embarrassent les mouvements du cœur, compriment le cerveau, déterminent des accidents formidables, et même la mort, comme je vous l'ai déjà annoncé. Voici des faits qui le prouvent : on lit, dans la cinquième lettre de Morgagni, sur l'apoplexie qui n'est ni séreuse, ni sanguine, l'observation suivante.

« Un pêcheur de Venise, à la fin de sa quaran-
« tième année, grand, portant une hernie, sujet à
« des *affections venteuses* du ventre, ayant été
« pris tout-à-coup, dans sa barque, de ces der-
« nières, y mourut subitement. »

A l'ouverture du corps, qui fut faite par Morgagni et Santorini, on trouva que le ventre était tuméfié par *l'air qui distendait l'estomac et les in-*

testins. Ces organes étaient très-rouges, enflam-
més, et offraient même une couleur gangréneuse
vers la hernie. Toutes les veines, partant des organes gastriques, étaient remplies d'air ; il n'y
avait pas une seule veine, dans tout le corps, qui
ne fût distendue par du sang noir et écumeux ;
et cette circonstance était principalement offerte,
dans la cavité du crâne, par les sinus et les vaisseaux qui parcourent la dure-mère, tous ceux
(même les plus petits) qui rampent à travers la
pie-mère, soit à la base du cerveau, soit sur le
reste de sa surface, soit dans les ventricules.
Morgagni ajoute un peu plus loin (§ 24) : « Comme
« je ne trouvai, en aucun endroit, les vaisseaux
« aussi remplis de sang écumeux qu'au cerveau
« et au cervelet, je ne crois pas agir contre la rai-
« son, en attribuant l'apoplexie et la mort subite,
« dans ce cas, à l'interruption du mouvement du
« sang, causée par les bulles d'air, qui assié-
« geaient les plus petites artérioles de cette par-
« tie, qui affaiblissaient leurs tuniques en les
« distendant, et qui en même temps comprimaient
« l'origine des nerfs. »

Cette observation confirme d'abord tout ce que
j'ai avancé jusqu'à présent. En effet, le pêcheur
était évidemment en proie depuis long-temps à
une phlegmasie chronique de la muqueuse gastro-
intestinale, qui se manifestait par des *affections*
venteuses : il devait probablement offrir beaucoup de flatuosités, et se trouver soulagé par
l'expulsion des vents ; mais lorsque ces vents ne

pouvaient être expulsés, soit par l'influence que l'exacerbation, dans l'irritation, dans l'inflammation de la muqueuse, exerçait sur les mouvements du plan musculaire, soit par la difficulté que la hernie apportait au passage des gaz, le malade devait éprouver de plus grandes souffrances, des coliques, etc., et présenter alors au plus haut degré, ce que Morgagni appelle *affections venteuses*. C'est pendant ces *affections* que les vents, ne trouvant point d'issue au-dehors, étaient absorbés par les vaisseaux lymphatiques et les veines, mais plus encore par celles-ci, qui en effet en renfermaient davantage. Une dernière *affection venteuse* plus violente que les autres étant survenue, l'absorption des gaz a été si considérable que tout le système sanguin en a été rempli, et que, par la compression qu'ils ont exercée sur le cerveau, en distendant tous les vaisseaux qui le parcourent ou qui sont dans son voisinage, ils ont amené la mort.

Ce sont très-certainement les voies gastriques qui ont été le point de départ de l'absorption de ces gaz, auteurs de la terminaison funeste. Tout cela a eu lieu par un enchaînement de phénomènes facile à concevoir, et, par conséquent, cet accident doit être mis au nombre des *effets produits par la présence des vents dans les voies gastriques*. Cette conclusion que je déduis de cette observation, n'avait pas échappé, en partie, à la perspicacité de Morgagni; car, après avoir rappelé quelques faits analogues, cités par les auteurs,

lorsqu'il cherche à se rendre raison de cet accident, peu satisfait des diverses hypothèses émises
avant lui sur l'apparition des gaz dans les vaisseaux sanguins, il écrit ces paroles remarquables
(§ 29) : « Il y avait eu des signes antérieurs d'une
« mauvaise coction, ou, si vous voulez, de cette
« solution qui s'opère dans l'estomac et dans les
« intestins; car le pêcheur avait été sujet à des
« *affections venteuses* du ventre. Est-ce donc que
« les mauvaises digestions auraient donné lieu à
« un trop grand nombre de bulles d'air, qui, mê-
« lées avec le chyle, auraient précédemment dilaté
« d'une manière insensible les orifices des veines
« lactées, au point qu'étant enfin devenues très-
« nombreuses, elles se seraient précipitées en
« masse dans le sang avec le chyle? ou bien, puis-
« que se trouvant libres et dégagées, comme j'ai
« dit qu'elles le devenaient dans les vaisseaux
« sanguins, elles pouvaient obstruer ces veines,
« et fermer le passage à travers l'étroitesse des
« glandes du mésentère, croirons-nous plutôt
« que s'étant mêlées intimement avec le chyle,
« en nombre d'autant plus considérable que la
« matière chyleuse séjournait plus long-temps
« dans l'estomac et les intestins, à cause des lan-
« gueurs dont ils étaient le siége, elles seraient
« parvenues dans les voies du sang, et auraient
« enfin commencé, dans ces voies, à se débar-
« rasser et à se dégager par quelque cause extraor-
« dinaire, qui aurait aidé cette séparation contre
« nature, etc. »

Dans d'autres cas, l'air absorbé dans le tube intestinal, est allé agir principalement sur le cœur, et a déterminé la mort, par la cessation plus ou moins brusque des fonctions de cet organe. « Je « sais (dit Morgagni dans la même lettre,) que « Pechlin vit sur le cadavre d'un homme qui avait « enfin succombé à de *grandes douleurs de ventre*, « et à des oppressions de poitrine, non seule- « ment l'abdomen et l'*estomac remplis d'une* « *grande quantité d'air, et distendus comme des* « *outres*, mais encore la voûte du cœur avec l'o- « reillette droite extrêmement développée par « beaucoup d'air ; en outre, toutes les veines du « corps, la coronaire même, contenaient çà et là « de l'air, et montraient à l'œil une chose extraor- « dinaire, consistant dans la disposition alterna- « tive d'un liquide rouge et d'un fluide aériforme, « comme on peut le voir dans certaine espèce de « thermomètre. »

Il est encore clair ici que c'est des voies gastriques, en grande partie, qu'était parti l'air qui distendait les vaisseaux et le cœur. Les exemples du trouble apporté par la présence des gaz dans le cœur, au point de déterminer la mort, sont encore assez fréquents, d'après les vérifications qu'on a pu faire sur les cadavres ; mais dans tous les cas que citent Morgagni et d'autres auteurs, on ne voit pas aussi clairement le point de départ de ces gaz, par l'absorption des voies gastriques, parce que ces auteurs ont négligé de dire positivement dans quel état étaient ces voies.

Je ne veux pas affirmer par là que l'air qu'on
trouve dans le système sanguin, soit toujours dû
à l'absorption des gaz qui se développent dans
l'intérieur de l'estomac et des intestins ; qu'ils ne
puissent pas provenir de toutes les autres parties
du corps ; qu'ils ne soient pas quelquefois exhalés par la membrane interne des vaisseaux, ou
même qu'ils ne puissent pas, sous l'influence de
circonstances difficiles à apprécier, s'échapper du
sang et des autres humeurs, avec lesquels ils se
trouvent combinés ; mais je veux seulement établir que les obstacles aux fonctions du cerveau et
du cœur, capables de déterminer de grands désordres ou la mort même, peuvent être dus à des
gaz absorbés dans les voies gastriques, lorsqu'ils
n'ont pas une issue libre au dehors, et que, par
conséquent, ces accidents doivent être rangés
parmi les effets possibles de la présence des gaz
dans ces voies. Au reste, ces effets ne vont pas
toujours jusqu'à produire la mort : les gaz peuvent, en circulant avec le sang, déterminer des
distensions, des compressions passagères de divers organes, de l'embarras dans la circulation,
des lipothymies, des angoisses, des palpitations,
des frissonnements, des étourdissements, des tor-
peurs, des assoupissements, etc. Ils peuvent ensuite rentrer de nouveau en combinaison avec le
sang, perdre leur forme élastique, ne plus causer
ainsi aucun dérangement. Il faut avoir fait des
gaz, considérés dans les voies gastriques, une
étude continuelle et bien attentive, pour appré-

cier les effets vraiment curieux qu'ils produisent
dans le corps, lorsqu'ils ne vont pas jusqu'à déterminer la mort, comme dans les faits précédemment cités. J'ai pu répéter et vérifier sur moi-
même, sous ce rapport, une foule d'observations
que j'ai faites sur un grand nombre d'individus.

Nous sommes encore obligés ici de rendre
hommage à l'excellence du coup d'œil observateur d'Hippocrate, qui, depuis bien long-temps,
avait déjà annoncé tous ces résultats, et qui
s'exprimait ainsi (De flat. n°s 19 et 20) : « Si
« des vents en grande quantité parcourent tout
« le corps, l'homme tout entier est foudroyé :
« s'ils n'en parcourent qu'une partie, cette partie
« est frappée. » Un peu plus loin, en rapportant
aussi l'épilepsie aux vents, il dit : « Car alors il
« se forme beaucoup d'obstacles de mille maniè-
« res dans toutes les veines ; et lorsque l'air s'est
« avancé dans les veines plus épaisses et plus
« remplies de sang, et qu'après s'être ainsi avancé,
« il reste trop long-temps, il empêche le cours
« du sang, s'arrête en différents endroits, pénè-
« tre plus lentement dans certaines parties, et
« plus vite dans d'autres. » Il est vrai qu'il n'est
pas exprimé ici que cet air introduit dans les veines, provînt, par l'absorption, de l'intérieur de
l'estomac ou des intestins ; mais l'attention particulière avec laquelle Hippocrate considère, en
général, les phénomènes gazeux, dans ces organes,
prouve que les faits qui l'avaient porté à établir
ces principes, avaient dû lui être fréquemment

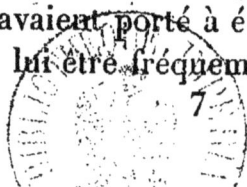

7

offerts par des cas où il s'était développé d'a-
bord beaucoup de gaz dans les voies gastriques.
Cependant en traçant le tableau des effets produits
par les vents clos dans les voies gastriques, ou
par les gaz répandus dans divers tissus, il ne faut
pas exagérer les résultats et tomber, sous ce rapport, dans les opinions bizarres des anciens. Au
milieu de quelques assertions vraies, il y a, par
exemple, de l'exagération et une appréciation peu
juste du véritable enchaînement des causes et des
effets, dans le passage suivant de Fodéré (ouvrage
cité, page 40), où après avoir mis en avant son
idée des gaz mis en liberté, dégagés de toutes les
parties de l'organisme, traversant comme un *cri-
ble*, le tissu cellulaire et les autres tissus, etc., il
ajoute :

« C'est par là que j'entends d'abord comment
« les flatuosités et les gaz peuvent occasionner
« des maladies, et que je me suis rendu raison
« de celles que j'éprouve moi-même par cette
« cause. Ainsi, par exemple, après avoir été long-
« temps fatigué de flatuosités intestinales, si le
« vent chaud et humide du sud-ouest vient à souf-
« fler, j'éprouve des vertiges dont les premières
« atteintes étaient très-propres à m'alarmer ; tout
« tourne autour de moi ; quand je marche, le sol
« semble balancer sous mes pieds, comme lors-
« qu'on marche sur un plan très-élastique, au point
« que, dans les premières années, j'ai été dans
« le cas de demander si le lieu dans lequel nous
« étions avait été creusé. Lorsque je me mets au

« lit, ce balancement est insupportable, surtout
« si je m'étends, ce qui m'oblige à avoir la tête
« très-relevée; enfin, cet état disparaît complè-
« tement, soit par le sommeil, soit par une érup-
« tion de vents, soit par une abondante diarrhée;
« et je me lève le matin, comme s'il ne s'était
« rien passé la veille. C'est à cet état pathologique
« que je me crois maintenant en droit d'attribuer
« les apoplexies nerveuses dont j'ai rapporté
« plusieurs exemples de paroxysmes dans mon
« petit traité *De apoplexiâ* publié en 1808, et
« qui peuvent à la fin devenir funestes. Ces accu-
« mulations des vents ne peuvent pas moins,
« d'après ma propre expérience, produire, mais
« d'une manière mécanique, tantôt de fréquents
« besoins d'uriner, tantôt des rétentions ou des
« incontinences d'urines, d'où j'ai pu ajouter une
« foi entière à l'accusation faite par plusieurs gra-
« ves auteurs aux flatuosités : d'occasionner par
« différents modes, ou bien de simuler les plus
« terribles maladies, l'asthme, les palpitations et
« le serrement de cœur, la lipothymie, la pleu-
« résie, la néphrite, les embarras de la rate et du
« foie, la rétention d'urine, la constipation, la
« gastralgie et l'entéralgie, l'altération des sens de
« l'ouïe, de la vue et de l'odorat; de donner lieu à
« des bruits et à des voies extraordinaires dont le
« mécanisme se passe dans le colon, ainsi qu'aux
« vésanies les plus bizarres; qu'indépendamment,
« dis-je, de ces accidents avoués et les moins
« redoutés, l'on doit encore à ces causes pathogé-

« niques assez peu considérées jusqu'ici, les maux
« les plus funestes et ordinairement incurables,
« tels que l'apoplexie, la tympanite du cœur et
« des gros vaisseaux, celle des voies urinaires et
« de l'utérus, de manière que des gaz peuvent
« être rendus avec explosion par l'urètre et par
« le vagin, comme j'en ai observé des exemples ;
« de produire la tympanite qui précède l'hydro-
« pisie essentielle et incurable, ou qui s'accompa-
« gne de cette maladie, comme je l'ai vu aussi,
« et pour lors sans aucun moyen de soulager le
« malade ; et, dans des fièvres aiguës, putrides et
« typhodes, ce météorisme opiniâtre et persistant,
« l'un des plus mauvais signes, et où l'ouverture
« des cadavres fait voir qué les gaz sont moins
« encore dans les intestins, que dans la cavité
« péritonéale, etc. »

Il y a dans le passage que je viens de citer quelques traits remarquables qu'il ne faut pas laisser
échapper. Ainsi Fodéré dit qu'après avoir été
très-fatigué par des flatuosités intestinales, il
éprouvait des vertiges, etc., qui disparaissaient ou
par le sommeil, ou par une éruption de vents, ou
par la diarrhée.

Tous ces phénomènes ne peuvent s'expliquer
que de deux manières : 1° ou il ne se formait
plus de flatuosités dans les voies gastriques et le
mouvement fluxionnaire qui les avait déterminées
se déplaçant, se portant dans le cerveau, par exemple, pouvait occasionner les vertiges et les autres accidents dont il est question ; 2° ou les fla-

tuosités continuant de se former, des vents en plus ou moins grande quantité existaient dans les voies gastriques , qui, par un défaut d'action convenable du muscle gastro-intestinal, ne pouvaient s'en débarrasser, et alors la distension douloureuse éprouvée de la part des gaz, par les organes digestifs, en réagissant sur le cerveau , déterminait les vertiges , etc. Dans la première hypothèse , on conçoit comment ces derniers accidents cessaient, ou par le sommeil, ou par une éruption de vents, ou par la diarrhée; car 1° le sommeil dissipant le spasme, l'éréthisme, la tendance à la fluxion, il ne se produisait plus ni gaz dans les voies digestives, ni, en remplacement de ce dernier phénomène, mouvement fluxionnaire vers le cerveau , et le malade se réveillait guéri ; 2° l'éruption de vents annonçait le retour de la fluxion du cerveau dans les voies digestives où elle s'épuisait, en quelque sorte, dans une exhalation gazeuse ; 3° la diarrhée annonçait le même phénomène de retour de la fluxion dans les mêmes voies où elle se déchargeait au contraire par une exhalation ou une sécrétion liquide.

Dans la seconde hypothèse , on conçoit encore comment les vertiges et les autres accidents cessaient également, soit par le sommeil, soit par une éruption de vents, soit par la diarrhée. En effet, 1° le sommeil , en émoussant la sensibilité de la muqueuse gastro-intestinale douloureusement distendue , empêchait les phéno-

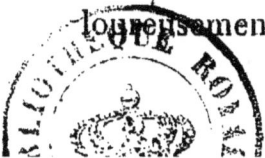

mènes sympathiques d'avoir lieu vers le cerveau ;
2° l'éruption des vents annonçait le retour , à l'é-
tat normal , des contractions du muscle gastro-
intestinal , et par conséquent, la cessation de la
distension douloureuse de la muqueuse, cause de
tous les accidents ; 3° la diarrhée annonçait un
changement du flux gazeux en un flux liquide
dans lequel venait s'épuiser la maladie.

Il résulte encore du passage cité de Fodéré que
cet auteur , comme beaucoup d'autres , a pris
quelquefois l'effet pour la cause. Ainsi, quoiqu'il
soit vrai de dire que la distension douloureuse
occasionnée par des vents clos puisse causer des
douleurs, des coliques, etc. , et une sorte de gastralgie , d'entéralgie, il est constant cependant
que ce sont plutôt ces maladies elles-mêmes qui
donnent lieu au développement gazeux , par lequel assez souvent elles se terminent. On peut
dire la même chose de beaucoup d'autres névroses qui sont plutôt la cause que l'effet des vents.

Je vais revenir maintenant à quelques autres
faits tirés de ma pratique, comme je vous l'avais
promis ; mais auparavant, permettez-moi encore
de répondre à quelques observations qui m'ont
été adressées sur le rôle que j'ai, en partie, fait
jouer à l'*irritation*, dans la production gazeuse ,
et sur la faible part ou la part presque nulle que
j'ai cru devoir assigner aux combinaisons chimiques, dans l'apparition de ce phénomène.

Septième Lettre.

D'abord pour ce qui est relatif à l'*irritation*, j'ai toujours pensé, je l'avoue, que ce mot, surtout dans ces derniers temps, avait reçu un sens trop vague et beaucoup trop étendu; de manière qu'à force de le généraliser, comme on l'a déjà dit, il était devenu synonyme de maladie. Mais, comme dans une science aussi grave que la médecine, il faut, le moins possible, se payer ou payer les autres de mots, je me suis constamment appliqué à fixer dans mon esprit la valeur de cette expression, *irritation*. Or, pour bien connaître la signification d'un mot, il faut rechercher dans quelles circonstances il a été créé, et quelle idée l'a fait naître : car c'est, en général, le meilleur moyen de se retrouver, dans ce dédale, que nous offrent les langues, de noms à sens mal déterminé, sur lesquels on n'est pas d'accord, malgré leur importance, et desquels on fait si souvent une mauvaise application.

Si vous jetez un coup d'œil sur ce que les plus anciens auteurs disent de l'irritation, vous verrez

que ce mot n'a été employé, en parlant d'un certain ordre de phénomènes morbides, que par simi-
litude avec l'idée qu'on y attachait, dans la considération des phénomènes moraux ou instinctifs.
Ainsi, après avoir dit que l'animal blessé dans
son moral ou son instinct est *irrité*, et après avoir
vu la réaction de l'être offensé, contre l'offense,
on a dit que le corps blessé, par un corps étranger, par exemple, était *irrité*, ce qui a paru évident, par les symptômes plus ou moins remarquables qui constituaient la réaction.

Ici donc l'irritation n'a été conçue d'abord que
comme un phénomène de réaction de l'économie
animale, dans le cas particulier d'attaque portée
au corps par un agent quelconque appréciable ;
mais cet agent ayant paru pouvoir être, soit extérieur, une épine, par exemple ; soit intérieur,
une humeur, un principe inconnu, etc., il est aisé
de concevoir comment on a pu ensuite faire jouer
à l'irritation un si grand rôle, et comment ce phénomène a dû trouver une place plus ou moins
étendue dans chaque système de médecine. Cependant, au milieu de tout ce qu'on a dit de vague là-dessus, si vous y faites attention, une
pensée domine, c'est qu'un phénomène morbide
ne mérite jamais mieux le nom d'irritation que
lorsqu'il se lie avec l'inflammation, soit en la
précédant, soit en en constituant le début. Il semblait qu'en disant, *irritation* d'un organe, on
voulait dire : passage, dans cet organe, de l'état
normal à l'inflammation ; état semblable à celui

qui annonce, qui précède l'inflammation, où les
symptômes de celle-ci, saisissables par les sens,
ne paraissent pas encore, quoiqu'ils puissent
nous échapper, dans les infiniment petits des organes; état enfin qui peut persister ainsi très-
long-temps, dans certains tissus, le tissu nerveux surtout, sans que les signes bien établis de
l'inflammation se manifestent. Jusque là l'idée du
plus ou du moins de la force vitale n'entrait pas
dans cette conception. Mais comme les symptômes
de l'inflammation bien caractérisée paraissent, au
premier abord, n'être que les phénomènes que
présente l'état normal du corps, portés seulement à un haut degré d'intensité, ce qui fait de
la sensibilité ordinaire la *douleur*, de la chaleur
ordinaire une *chaleur* plus grande, de l'afflux ordinaire du sang un plus grand afflux, c'est-à-dire,
la *tumeur* et la *rougeur*, on a pu croire que l'inflammation et l'irritation qui y conduit ne sont
que la force vitale en plus, que l'exaltation de la
force vitale. En n'allant pas plus loin, on se serait
peut-être trouvé d'accord avec la vérité. Mais il
paraît qu'on a dit ensuite qu'une partie était irritée, non seulement lorsqu'elle offrait ce degré,
ce passage, cette marche vers l'inflammation dont
je viens de parler, ou l'ensemble des symptômes
de cette inflammation, mais encore lorsqu'elle
n'offrait qu'un ou quelques-uns de ces symptômes,
ou même un autre symptôme quelconque qui
n'était pas dans l'état normal. Alors a commencé
l'erreur; car il est évident qu'employé dans un

sens aussi universel, ce mot irritation n'a plus
d'autre signification que celle-ci : action d'un
organe soumis à une cause qui le dérange; manière d'être anormale de cet organe ; trouble, en
un mot, maladie de cet organe. Bientôt l'idée du
plus faisant supposer celle du moins, on a été
porté naturellement à établir qu'il n'y avait dans
la maladie que le plus ou le moins de force vitale.
Mais ceux qui se laissent ainsi conduire à ces
conséquences, croyant obéir à une logique sévère,
admettent eux-mêmes autre chose que le plus ou
le moins, quand ils considèrent la vie sous un
autre rapport. Ainsi il ne leur vient jamais dans
la pensée de considérer les diverses facultés de
l'esprit, l'attention, la mémoire, le jugement,
l'imagination, etc., comme le plus ou le moins
de la vie intellectuelle, et ils admettent volontiers
que ce sont des modes différents et non des degrés
différents d'intensité d'une seule et même chose.
Ils accordent ainsi des modes à l'esprit, dont on
ne conçoit cependant pas la manifestation, sans
un organe, et ils n'en accordent pas à la matière
organisée, à laquelle ils ne concèdent que le pouvoir d'agir plus ou moins et non celui d'agir de
telle manière ou de telle autre. Du moins, s'ils
parlent quelquefois, dans le corps organisé, qui
est si complexe, de modes de vie, ce n'est qu'en
considérant le plus ou le moins, dans un tissu
plutôt que dans un autre; de manière que c'est la
différence des tissus qui constitue la différence
des modes. Ceux qui regardent les phénomènes

moraux comme le résultat des fonctions du système nerveux, ont raisonné de même. Ainsi M.
Broussais, qui est de ce nombre, dit dans son
livre de l'Irritation et de la Folie : « Que nos différentes habitudes de penser dépendent de *tel ou
tel mode d'excitation* des fibres cérébrales (page
218); que partout où la matière nerveuse manque
de ses excitants normaux, elle contracte, si elle
ne perd pas d'abord l'état de vie, un *mode d'excitation anormale* qui se propage par les cordons
nerveux jusqu'à l'encéphale (page 270). » Il admet
bien également que le plaisir et la douleur sont
des modes différents d'excitation, et non des dé-
grés différents d'excitation de la matière nerveuse.
Il parle aussi de différents modes d'irritation, etc.
D'où vient ce peu d'accord dans le langage ? en
grande partie, je crois, de la signification mal déterminée, de la mauvaise application des mots
que l'on emploie. Car vous savez que, dans les
sciences, c'est là la cause la plus générale de dis-
cussions et d'erreurs. Dans ce cas-ci, par exemple,
ne fait-on pas un mauvais usage du mot excitation ?
n'est-on pas d'abord arrivé à l'idée correspondante à ce mot, comme à l'idée correspondante
au mot irritation, par la considération des phénomènes moraux ou instinctifs ? Ce mot excitation
ne réveille-t-il pas l'idée d'une réaction, d'une
accumulation, d'une exaltation de la force vitale ?
Quand on voit toute la vie dans l'action des *excitants* sur le corps ou dans l'*excitation*, on n'est
pas loin de voir toutes les maladies dans l'*irrita-*

tion. Mais que veut-on dire, quand on affirme que
la vie est dans l'action des *excitants* sur le corps;
que vivre, c'est être *excité?* Je vois bien que
l'homme ne saurait vivre sans l'influence de l'oxygène sur le sang, dans la fonction de la respiration; mais dois-je conclure de là que c'est parce
que l'oxygène *excite* le sang ou le poumon? Je ne
vois, moi, dans cette influence, qu'un rapport,
un fait qui est indispensable à la vie de l'homme;
mais je ne puis y découvrir l'idée que réveille en
moi le mot *excitation.* Je dirai la même chose du
calorique et de tout ce qui est nécessaire à la vie.

Je ne puis pousser plus loin cette discussion,
sans sortir de mon sujet, mais je n'ai dit que ce
qu'il fallait dire pour arriver à cette conclusion
qui me justifie, savoir :

L'idée d'irritation se rattache à celle d'inflammation. L'irritation est le degré qui conduit de
l'état normal à l'inflammation aiguë ou chronique,
ou qui en constitue le début, et c'est dans ce sens
seulement qu'on peut dire, avec quelque raison,
qu'elle est une augmentation, une accumulation,
une exaltation de la force vitale. Hors de là on ne
peut pas affirmer, sans se tromper souvent, que
tel fait pathologique est une augmentation ou
une diminution plutôt qu'une autre modification
de la vie. Par conséquent, si, après avoir prouvé
que la production gazeuse (hors des cas, bien
entendu, de digestion, de déglutition de l'air, de
gangrène, etc.) peut être le résultat d'un simple
mouvement fluxionnaire, de la *fluxion*, l'on

prouve que ce phénomène morbide se trouve aussi,
dans un très-grand nombre de cas, sur le passage de l'état normal à l'inflammation aiguë ou
chronique, ou dans le début de cette inflammation,
ou dans son retour à l'état normal; en un mot,
que ce phénomène constitue un degré, dans la
marche ascendante et descendante de l'inflammation; on sera en droit de conclure que ce phénomène morbide est un phénomène d'*irritation*,
sans qu'on puisse être accusé de donner à ce mot
une acception trop vague. Or, c'est précisément
ce que j'ai prouvé; ce sont précisément les conclusions que j'ai établies, dans mes lettres précédentes.

Maintenant, relativement à l'*exhalation*, ai-je
eu raison d'employer ce mot, pour exprimer l'action de la muqueuse qui produit les gaz? Je ne
pouvais pas en employer d'autre, sans laisser tout-
à-fait échapper le fil de l'analogie. Remarquez
qu'en employant ce mot, je ne veux pas dire, ni
je ne prétends pas faire entendre que je conçois
la manière dont s'opère ce phénomène. Que les
gaz ou certains liquides qui paraissent à la surface de la muqueuse gastro-intestinale, soient produits par des vaisseaux propres dits *exhalants*,
ou par des pores de vaisseaux, ou par des cou-
rants d'un fluide nerveux décomposant le sang, les
humeurs, etc., peu m'importe. Toutes les hypothèses sont soutenables, dans ce monde des infiniment petits. Pour moi, dans ce cas, exhalation
est la même chose que formation, production.

Mais puisqu'on a appliqué jusqu'à présent cette dénomination à la production des liquides ; puisque, dans la santé, comme dans la maladie, les liquides et les gaz sont produits dans des circonstances analogues, et offrent, comme je l'ai prouvé, une alternative d'apparition qui les fait supposer engendrés par un mécanisme semblable; puisque, dans un même cas donné d'action de cause irritante, selon la disposition, le tempérament, l'idiosyncrasie, etc., c'est un gaz qui est produit chez l'un, un liquide chez un autre, il eût été peu conséquent et peu logique de ne pas appliquer également à la production des gaz le même mot *exhalation.*

On peut dire, en général, que l'exhalation gazeuse constitue pour plusieurs organes, un fait aussi constant, aussi nécessaire, aussi indispensable à la vie que l'exhalation ou même la sécrétion de toutes les autres substances plus ou moins liquides. Si le premier de ces phénomènes a été beaucoup moins étudié et est bien moins connu que le second, c'est parce que celui-ci est bien plus facile à apercevoir et frappe bien plus les sens, au premier abord ; tandis que l'autre, pour être aperçu et connu, exige des expériences, des observations, des recherches délicates, auxquelles les progrès d'une science presque toute moderne, la chimie, ont pu seuls permettre et permettront encore mieux de se livrer à l'avenir.

Dans l'état de santé, je vous ai démontré que le tube intestinal ne pouvait pas exécuter ses fonc-

tions d'une manière convenable , s'il n'était sans
cesse distendu par des gaz. Il est évident que ,
sans leur présence, rien ne contrebalancerait la
pression atmosphérique sur les parois du ventre
qui serait entièrement aplati et affaissé ; comme
vous l'avez vu plus d'une fois, dans des cas morbides, où toute exhalation gazeuse de la muqueuse
digestive semblait complètement supprimée. Si
je voulais un instant sortir des voies gastriques ,
où je considère ce phénomène particulièrement ,
il me serait aisé de vous montrer que la même
exhalation gazeuse a lieu à la surface de presque
toutes les autres muqueuses. Ainsi , la vessie n'offre pas ses parois parfaitement en contact, lors
même qu'elle ne renferme pas d'urine. Si vous
examinez, sur un cadavre, la vessie, hors des cas
où elle est aussi distendue qu'elle peut l'être par
l'urine qui la remplit , vous verrez qu'il y a toujours des gaz entre la paroi supérieure ou une
paroi quelconque , selon la position et la surface
du liquide. Vous savez que la muqueuse pulmonaire est le théâtre d'une exhalation vaporeuse,
gazeuse , continuelle et bien démontrée. La matrice , dans sa cavité, n'a pas besoin de la présence d'un gaz qui la distende , pour l'exercice de
ses fonctions. Ses parois peuvent , sans inconvénients , être appliquées l'une contre l'autre , et
c'est ce qui arrive ordinairement. Aussi la texture
de sa muqueuse diffère assez visiblement de la
texture des autres muqueuses. Cependant vous
n'ignorez pas qu'il y a encore assez souvent pro-

duction de gaz à sa surface, même sans maladie;
que de plus, il existe une tympanite utérine,
simulant plus ou moins la grossesse. Je vous ai
déjà cité tous ces cas, ainsi que l'issue, avec bruit,
des vents par le vagin, le canal de l'urètre chez
l'homme et chez la femme; mais j'y insiste ici
avec plus de détails, parce que ces faits appuient
et fortifient la démonstration de mes principes.
Enfin, si vous jetez un regard sur l'enveloppe
extérieure du corps, la peau, qui offre tant d'a-
nalogie avec le tégument intérieur, la muqueuse,
vous y verrez l'exhalation gazeuse constituer une
fonction tellement importante, que son altération
ou sa suppression entraîne une foule de désordres dans l'économie. Cela posé, puisque la maladie est un dérangement d'une ou de plusieurs
des fonctions dont l'exercice normal est indispensable à la santé, et que l'exhalation des gaz est
une de ces fonctions, la considération de son dérangement doit constituer une branche intéressante de la pathologie.

Oui, Monsieur, dans les voies gastriques comme
ailleurs, l'exhalation gazeuse constitue une fonction importante, et c'est à la *fluxion*, c'est à l'*irritation*, dans le sens que j'ai attaché à ces mots,
qu'est due la plus grande production ou accumulation de ces gaz. Lorsque Hippocrate disait : *Ubi
stimulus, ibi fluxus;* si de son temps on eût
mieux connu l'histoire des gaz, il n'aurait pas
échappé à son génie observateur, que le *fluxus*
après le *stimulus* peut aussi bien être gazeux

qu'humoral., et cela , non seulement dans les voies gastriques, mais partout ailleurs, plus ou moins rarement, selon l'organisation de la partie, la disposition de l'individu, etc. ; et qu'ainsi il fallait, si l'on voulait embrasser toutes les réactions, tous les phénomènes morbides qu'offre le corps de l'homme, établir, comme je l'ai fait, une *pneumorrhée*, de même qu'on a établi une hémorrhagie, etc.

Vous savez toutes les preuves que je vous ai données de cette assertion, dans mes précédentes lettres , d'abord relativement aux muqueuses. Pour les séreuses, je vous en ai également cité des exemples frappants, la plupart connus depuis long-temps. Vous n'ignorez pas que sous l'influence de circonstances capables de déterminer l'irritation, l'inflammation de ces membranes, lorsque l'autopsie cadavérique a donné des preuves irréfragables, par l'altération reconnue des tissus, de l'existence de cette irritation et de l'inflammation qui l'a suivie ; vous n'ignorez pas , dis-je, qu'on a mille fois trouvé des gaz faisant partie des produits de ces maladies, de sorte que ces gaz avaient paru, pendant le passage de l'irritation à l'inflammation, tout comme pendant le règne de cette dernière ; quelquefois même ils avaient paru, disparu et reparu encore, selon les alternatives d'exhalation, d'absorption qui ont lieu dans les diverses phases de cet état morbide. Cela s'est vu dans la plèvre, le péritoine, l'arachnoïde , la tunique vaginale, les membranes synoviales, dans l'intérieur même de kystes séreux, développés accidentellement dans diverses parties du corps, comme Morgagni, Portal, etc., en citent des exemples. Quant au tissu cellulaire, j'ai à peine besoin de vous rappeler qu'il offre des gaz, absolument dans les mêmes circonstances actives qui y font naître la sérosité, regardée comme le produit de l'exhalation, et cela, non seulement le tissu cellulaire sous-cutané, mais encore le tissu cellulaire, dans tous les points de l'économie, même dans l'intérieur des organes, des viscères, à moins qu'ils n'aient une contexture trop dense, trop serrée, comme le foie, les reins, le cerveau, etc. Enfin quant aux vaisseaux sanguins et lymphatiques, des observations prises dans Bonnet, Lieutaud, Morgagni, Portal, etc., ou recueillies par moi, prouvent que des gaz y ont été reconnus mêlés au sang ou à la lymphe, dans des cas où on ne pouvait les attribuer à leur absorption, dans un foyer quelconque, comme les voies gastriques ou d'autres organes, puisqu'il n'existait aucun gaz dans ces différentes parties. Alors d'où venaient ces gaz? ce n'était pas sans doute d'un commencement de décomposition du sang et de la lymphe, car les cadavres étaient examinés trop peu de temps après la mort, pour que les réactions chimiques eussent pu produire de semblables résultats; et si le sang ou la lymphe pouvaient ainsi 12 heures, 24 heures après la mort, donner lieu facilement à la formation de gaz dans les vaisseaux qui les contiennent, comment ce fait

ne se présenterait-il pas plus souvent ou plutôt
toujours, dans les autopsies? Vous ne pouvez
non plus guère admettre, ce que je vous prouverai mieux tout à l'heure, qu'un état particulier
et maladif du sang donne lieu au développement
de ces gaz dans les vaisseaux; car comment se
ferait-il que, dans des cas nombreux observés par
moi, dont je vous citerai bientôt quelques-uns,
et dans d'autres cas encore plus nombreux, d'un
état vraiment pathologique de ce fluide, recueillis
dans différents auteurs, on n'ait pas trouvé des
gaz dans les vaisseaux sanguins, surtout dans les
vaisseaux veineux où ils se montrent plus souvent
que dans les artériels? Si j'ai paru admettre dans
mes premières lettres, comme une probabilité,
qu'un état particulier du sang pouvait donner lieu
à un développement de gaz, dans les vaisseaux,
je vous avoue que plus je multiplie mes recherches
et plus je m'approche d'établir que cela n'a presque jamais lieu. Alors vous serez amené à conclure
avec moi que ces gaz sont produits là, comme
ailleurs, par un état d'irritation ou d'inflammation
de la membrane interne de ces vaisseaux, laquelle,
dans l'état normal, produit habituellement une
sérosité onctueuse dont le vaisseau a besoin pour
exécuter, d'une manière convenable, sa fonction;
que le changement, dans le produit exhalé, a lieu
là comme à la surface d'une séreuse, d'une muqueuse, du tissu cellulaire; que seulement, outre
que cette membrane paraît moins exposée à des
agents, des causes d'irritation, d'inflammation

que les autres tissus, elle est sans doute en même
temps organisée de manière à donner lieu, dans
ses maladies, beaucoup plus rarement à des gaz
qu'à d'autres produits quelconques, ce qui constitue une heureuse prévoyance de la nature. En
effet, il est évident que des gaz, circulant avec
le sang qui ne les absorbe pas toujours, à beaucoup près, à cause de son peu d'affinité pour eux,
produiraient trop souvent, par leur élasticité, des
phénomènes de compression, de gêne, d'obstacle
à la circulation, source quelquefois d'accidents
terribles, comme je vous l'ai prouvé précédemment, par des exemples authentiques pris dans
les auteurs.

Vous conclurez donc encore avec moi que si
cet état morbide de la membrane interne, produisant les gaz, n'a pas été signalé par les auteurs,
c'est parce que ne soupçonnant pas ce rapport,
ils ont négligé d'examiner cette membrane, ou
parce que cette altération étant peu saillante, elle
n'aura pas fixé leur attention, ou enfin parce que,
s'ils l'ont aperçue, ils n'en ont pas reconnu la
véritable valeur. C'est ainsi que ces auteurs, quoiqu'ils s'empressent de signaler, dans leurs observations, des faits tels que ceux-ci : 1° des désordres des voies gastriques annonçant les traces
d'une irritation, d'une inflammation; 2° la présence d'une très-grande quantité de gaz dans ces
voies; 3° la présence également de gaz, dans les
vaisseaux lactés, le système veineux de la veine-
porte, d'autres vaisseaux veineux de tout le corps

et notamment du cerveau ; c'est ainsi que ces auteurs, dis-je, ne soupçonnant pas le vrai rapport
qui existe entre ces divers faits, n'avaient pas su
conclure que ces gaz étaient le résultat de l'irritation, de l'inflammation de la muqueuse gastro-
intestinale, et que leur apparition, dans le système veineux, était très-probablement due à leur
absorption, à la surface de cette muqueuse, par
les radicules veineuses ou lymphatiques, ce que
Morgagni seul a très-vaguement entrevu et exprimé.

Je ne pourrais plus long-temps me livrer à ces
considérations générales sur les gaz étudiés dans
toutes les parties du corps, sans sortir de mon
sujet, dans lequel j'ai voulu me borner à les étudier dans les voies digestives. Mais tout ceci était
nécessaire, pour justifier les assertions que j'ai
émises, relativement à la cause et au mécanisme
de la production des gaz, dans ces voies ; pour
montrer que cette cause et ce mécanisme sont là
ce qu'ils sont ailleurs, et pour rattacher par conséquent ce phénomène, dans ce cas particulier,
aux principes généraux qui doivent servir de base
à l'étude de ce même phénomène, dans les divers
tissus de l'économie animale.

Il me reste maintenant à répondre à ceux qui
m'ont dit que je n'avais pas peut-être fait assez
grand le rôle de la chimie, dans la production des
gaz. C'est ce dont je vais m'occuper, dans la lettre suivante.

Huitième Lettre.

J'ai établi que la digestion de certains aliments, que la mauvaise digestion, l'indigestion en général sont une cause presque infaillible du développement d'une plus ou moins grande quantité de vents, dans les voies gastriques. Beaucoup de gens, chez lesquels le tube digestif est parfaitement sain, ne doivent qu'à cette cause l'apparition de plus de gaz qu'il ne doit y en avoir, dans l'état normal, pour l'exécution des fonctions de cet organe, et alors, ils peuvent toujours s'en débarrasser facilement, ce qui ne constitue pas pour eux une maladie, mais une simple indisposition ; c'est dans ce cas surtout que les affinités chimiques jouent un rôle que nous devons nous empresser de reconnaître. Il faut pour la digestion deux choses : 1° une action ou influence nerveuse, et vous savez la part d'inervation, dans cette circonstance, que des expériences, plusieurs fois faites, forcent d'accorder au nerf pneumogastrique ; 2° l'action sur les aliments d'un suc gastrique, ou comme vous voudrez l'appeler, mais dont il est difficile, pour ne pas dire impossible, de connaître la nature, parce qu'il est difficile de l'obtenir seul, sans mélange. L'inervation est enveloppée de mystères, et nous ne pouvons rien dire sur son agent ni sur sa nature. Quant au suc gastrique, il est probable qu'il y a d'un individu à l'autre une différence, dans sa composition, quelque légère qu'elle soit, et qu'il en est de ce suc, comme de tous les autres produits sécrétés, des humeurs, du sang, etc., qui n'offrent jamais à l'analyse parfaitement les mêmes éléments ni dans les mêmes proportions. De plus grandes différences doivent avoir lieu, selon l'enfance, l'âge mûr, la vieillesse; car comment expliquer autrement la différence de rapidité, de facilité, etc., de digestion qui se présente à ces divers âges ?

D'un autre côté, comment se fait-il que chez deux individus du même âge, également sains et bien portants, n'ayant jamais présenté aucune affection morbide de l'estomac, un même aliment dit venteux, pris à la même dose, des haricots, par exemple, développent beaucoup de vents chez l'un et presque pas chez l'autre ? il faut bien qu'il y ait une différence, dans l'action chimique ou chimico-vitale, si vous voulez, du suc gastrique sur cet aliment, et par conséquent une différence dans la composition même de ce suc gastrique. Vous me direz peut-être que l'inervation joue un grand rôle, dans tout cela; soit, mais vous serez bien toujours forcé, en second lieu, de considérer en lui-même ce suc gastrique, sans lequel il n'est pas de digestion possible. Sans doute il y a

encore des recherches, et des recherches très-déli-
cates, à faire sur ce point. Mon but, dans ce moment, n'est pas de m'en occuper, il me suffit
d'établir que, comme la force vitale ne peut que
modifier et non pas détruire complètement l'action sur le corps des forces générales auxquelles
obéit la matière, rien ne pourra s'opposer dans
la digestion de certains aliments, dans la mauvaise digestion, dans l'indigestion en général, au
jeu des affinités chimiques qui amènera nécessairement un développement plus ou moins considérable de vents. Dans ce cas, c'est donc la
chimie qui joue le principal rôle, et l'action des
tissus vivants n'entre pour rien, dans ce développement [1].

Secondement, j'ai établi que lorsqu'il y avait
gangrène d'une partie quelconque du tube intestinal, comme dans le cas d'étranglement, etc., la
partie gangrénée pouvait, en se décomposant,
donner lieu à plus ou moins de gaz, dont l'apparition serait due également à l'action des forces

---

[1] Remarquez que tout ceci s'adresse aussi bien à la digestion duodé-
nale ou intestinale, qu'à la digestion stomachale. Il est évident, en effet,
que les sucs biliaires, pancréatiques, altérés, peuvent, en agissant sur
le chyle, produire les mêmes résultats venteux. De plus, nous devons
être portés à croire que le pancréas, dans un état d'irritation aiguë ou
chronique, exhale quelquefois des gaz avec le suc pancréatique. C'est du
moins ce que nous offrent encore assez souvent des organes qui ont la
plus grande analogie de structure et de composition avec le pancréas :
telles sont les glandes salivaires, notamment la parotide. Il y a des
personnes chez lesquelles il paraît se former beaucoup plus de vents
dans la seconde que dans la première digestion.

chimiques. Encore , dans ce cas, on peut affirmer que souvent il se joindra à ces gaz, ceux produits par l'état d'irritation , d'inflammation, qui a pré- cédé la gangrène , ou ceux produits actuellement par les parties irritées ou enflammées, voisines de la partie gangrénée.

Troisièmement enfin , j'avais dit que , dans des circonstances très-rares, l'apparition des gaz pour- rait être due à la décomposition de quelques ma- tières contenues depuis plus ou moins de temps, dans les voies digestives. Vous conviendrez avec moi que cela doit en effet arriver très-rarement, si toutefois même, cela a jamais lieu , quand vous considérerez comme nous l'avons déjà fait , que très-souvent le tube digestif renferme une grande quantité de matières excrémentitielles ou autres , qui y séjournent plus ou moins long-temps, sans la production d'aucun gaz, tandis que d'autres fois, presque aucune matière n'existant , cette pro- duction a lieu. J'ai admis ce cas plutôt comme une probabilité que comme un fait qui me soit dé- montré. Mais toujours est-il vrai de dire que ce fait serait encore dû aux lois de la chimie.

Maintenant, serait-il vrai que les gaz qui se dé- veloppent , hors des circonstances précédentes, gaz attribués par moi à une maladie de la mu- queuse que j'ai démontré être ou un simple mou- vement fluxionnaire , une fluxion, ou une irrita- tion, ou une inflammation ; serait-il vrai , dis-je , que ces gaz puissent ou doivent être attribués en totalité ou en partie au jeu des affinités chimi-

ques ? Tout ce que j'ai dit tend à démontrer le
contraire ; mais il est facile d'ajouter des preuves
qui ne laisseront aucun doute.

D'abord il est évident que, puisque la production des gaz constitue, dans l'état normal, une
fonction sur les surfaces de la muqueuse digestive,
de la muqueuse pulmonaire, de la peau, etc.,
vous ne pouvez pas dire que cela ait lieu en vertu
des lois de la chimie. Si, hors de l'état normal,
cette muqueuse digestive, que j'ai en vue ici plus
particulièrement, vient à produire une plus
grande quantité de gaz, vous ne pouvez pas plus
attribuer cette augmentation à l'influence des
mêmes lois, que vous ne le pourriez pour une
augmentation de sérosité, de mucus ou de toute
autre matière, dans l'état morbide des tissus qui
la déterminent. Cherchez à expliquer cela comme
vous voudrez ; dites que, dans l'état morbide, il
y a un courant de fluide nerveux qui, arrivant
dans les organes ou à la surface des organes, y
décompose, y réduit en gaz les fluides qui y sont
déposés, en comparant ce phénomène, à la décomposition des liquides qui a lieu par les cou-
rants électriques, dans l'action de la pile, etc.;
quant à moi, je ne vois là que des hypothèses inap-
plicables, dans l'état actuel de la science, à nos
recherches, nullement d'accord avec les faits, et
je ne crois pas même que vous puissiez avoir recours ici à aucune des considérations tirées de
l'*endosmose* et de l'*exosmose* de M. Dutrochet.
Un seul fait détruit ces explications : c'est que

cette influence de l'inervation, avec sa puissance
décomposante, que vous admettriez alors dans
l'irritation, l'inflammation, devant exister toujours, dans cet état morbide, selon votre hypothèse, et, d'un autre côté, l'organe irrité, en-
flammé, renfermant toujours dans son intérieur
ou à sa surface une quantité quelconque de liquides, il devrait y avoir alors toujours production
d'une plus ou moins grande quantité de gaz. Or
c'est ce qui n'a pas lieu; car cette production
n'est plus ou moins grande ou n'existe même que
par une disposition particulière de l'organe, de
l'individu, selon l'idiosyncrasie, etc.; en un mot,
ce phénomène offre tous les caractères apparents
d'inconstance, de mobilité, de variété qui signa-
lent l'aberration de la vie, et nullement la cons-
tance, l'invariabilité, la fixité des phénomènes
purement chimiques.

Si donc vous ne pouvez attribuer la formation
des gaz ni à la décomposition spontanée des matières contenues dans les voies digestives (et les
mêmes considérations peuvent s'appliquer aux
matières contenues dans tous les autres organes),
ni à l'action d'une force décomposante que vous
placerez dans le système nerveux ou ailleurs, peu
importe, dans quel fait vous réfugierez-vous
pour faire jouer un rôle ou le principal rôle aux
affinités chimiques, dans l'apparition de ce phénomène? direz-vous que c'est en vertu d'un état
particulier d'altération, d'une sorte de décomposition du sang, des humeurs, qu'a lieu le déve-

loppement de gaz dans les voies gastriques, dans l'intérieur des autres organes, dans les vaisseaux sanguins, lymphatiques, etc. ? Ici, je pourrais vous répondre victorieusement par des considérations générales, mais j'aime mieux citer des faits qui seront plus concluants.

Premièrement, vous savez que, dans le scorbut, le sang présente une sorte d'altération bien manifeste : il y a changement dans la couleur, la consistance, la plasticité, la proportion de fibrine, etc. ; c'est comme une sorte de relâchement, de dissolution partagée par les solides en général : or jamais personne n'a parlé d'un développement de gaz dû au seul fait de cette altération du sang, et si des vents existaient dans les voies gastriques, c'est que la cause que j'ai signalée comme productrice y existait en même temps. Tel est le fait suivant :

Un ouvrier en soie, habitant un rez-de-chaussée, dans une petite rue sale, étroite, humide, du quartier Saint-Georges, entre à l'Hôtel-Dieu de Lyon (salle des fiévreux, 1822, M. Bellay médecin). Deux mois auparavant, il avait éprouvé de mauvaises digestions et était devenu sujet à des éructations abondantes. Plus tard il avait eu de la tension dans le ventre, quelques coliques, de la diarrhée, du ténesme. Depuis assez long-temps il se nourrissait mal, se trouvait presque dénué de tout, et il avait été affecté de très-grands chagrins. En entrant à l'Hôtel-Dieu, il offrait : pâleur générale, sentiment de lassitude extrême dans les

membres, quelques taches livides çà et là sur la
peau, gencives fongueuses, saignantes, pouls
lent, mou, petit; langue pâle, humide sur les
bords, sèche et jaunâtre au milieu; écoulement
fréquent par le nez d'un sang noirâtre très-fluide;
enfin la plupart des symptômes d'un scorbut bien
caractérisé. Le mal fit des progrès rapides malgré
le traitement rationnel de M. Bellay. OEdème des
jambes, toux fréquente, son mat dans les deux
côtés du thorax : affaiblissement extrême, de
temps en temps tension dans le bas-ventre, quelques coliques, diarrhée légère, *expulsion fréquente de vents par l'anus*, mort le 10e jour. A
l'autopsie, outre quelques amas de sérosité jaunâtre, de sang noirâtre très-liquide, dans quelques parties du tissu cellulaire des membres, du
tronc, dans l'intervalle des fibres de plusieurs
muscles qui étaient très-ramollis, nous trouvâmes
les bases des deux poumons engorgées et comme
hépatisées, les deux cavités des plèvres pleines
d'une sérosité trouble verdâtre; la muqueuse gastro-intestinale en général pâle, excepté vers la
fin de l'intestin grêle et le colon ascendant où
l'on voyait des taches assez étendues d'un rouge
brun, avec ramollissement et quelques ulcérations qui annonçaient une phlegmasie ancienne.
Le cerveau n'offrait rien de particulier. Au reste
*aucun vaisseau ni lymphatique ni sanguin ne pré-
sentait la moindre bulle d'air*. Le canal intestinal
laissa échapper à l'incision des gaz fétides, résultat de cette irritation, de cette inflammation an-

cienne dont l'inspection de l'organe fournissait
des traces évidentes.

Secondement, vous savez qu'à la suite de vastes
abcès, par congestion surtout, lorsque l'air s'est
introduit dans le foyer de la matière purulente,
celle-ci acquiert une horrible fétidité, et qu'alors
par son absorption et son introduction, dans les
voies de la circulation, il survient une infection
générale du sang et des humeurs qui entraîne rapidement la mort du malade. Le sang est alors
dans un état d'altération sensible. Dans ces cas,
malheureusement trop fréquents, surtout dans les
grands hôpitaux, on n'a jamais observé la formation d'aucun gaz qui tînt à cette circonstance d'altération, dans le tube digestif, dans les vaisseaux
ou ailleurs, et je puis vous attester que, sur un
grand nombre de faits que j'ai recueillis moi-
même, surtout dans les vastes salles des blessés
de l'Hôtel-Dieu de Lyon, où rien ne manque à
l'observateur attentif, je n'ai jamais non plus vu
rien de semblable. Je ne vous rappellerai, en peu
de mots, qu'une seule observation : c'est celle
d'un laboureur qui se fit transporter à l'Hôtel-
Dieu de Lyon (salle des blessés, 1822, M. Janson,
chirurgien en chef), pour une ancienne gibbosité,
au niveau des 10e, 11e et 12e vertèbres dorsales,
et un énorme abcès par congestion à l'aine gauche, qui creva le lendemain de son entrée. Le pus
devint bientôt fétide, et le malade ne tarda pas à
mourir, après être passé rapidement par tous les
degrés d'un amaigrissement horrible. A l'autopsie

nous trouvâmes : carie des trois vertèbres dési-
gnées ; inflammation et ramollissement de la
moëlle dans les points correspondants ; muqueuse
digestive saine ; poumon droit engorgé ; rien de
particulier dans les autres parties. Point de sang
dans les artères ; celui que contenaient les veines
était très-liquide, d'un noir brun, et jetait une
odeur forte, absolument semblable à celle du pus
qui se remarquait encore, dans le foyer de l'aine.
Lorsqu'on en laissait tomber une goutte sur du
papier, elle formait un cercle étendu dont la partie extérieure était lactescente, jaunâtre et semblable à de la matière purulente. *Aucun organe,
aucune cavité, aucun vaisseau, ni sanguin ni
lymphatique ne renfermait la moindre bulle de
gaz.* Au reste, que le pus vienne ainsi d'un abcès
par congestion ou qu'il ait tout autre point de
départ, dans toutes les circonstances, où on a
suivi et remarqué le transport d'une matière purulente, dans les vaisseaux sanguins, les mêmes
résultats ont eu lieu, relativement au défaut d'apparition des gaz.

Troisièmement ; j'ai recueilli dernièrement un
fait très-curieux sur M. Perier, boulanger à la
Guillotière, d'un tempérament fortement sanguin,
petit, replet, ayant le col très-gros et court, qui
offrit, tout le temps de sa maladie, un engorgement général, et même un endurcissement de
tout le tissu cellulaire sous-cutané, ainsi que de
la peau de la tête, du col, des épaules, avec une
injection considérable, donnant à ces parties une

couleur d'un rouge lie de vin; toutes les veines
sous-cutanées étaient gonflées et se dessinaient
d'une manière très-saillante jusqu'à la base de la
poitrine et le long des membres supérieurs. Une
consultation eut lieu, pour ce malade, entre MM.
Véricel, Bouchet et moi. Nous avions soupçonné,
dans ce cas extrêmement obscur, un engorgement
inflammatoire de quelques parties de la pulpe cé-
rébrale et quelque obstacle à la circulation, dans
les gros vaisseaux, sans que rien annonçât précisément un anévrysme. A l'autopsie, je trouvai :
une forte congestion sanguine vers la base des
deux lobes moyens du cerveau ; rien d'extraordinaire dans les autres organes, si ce n'est une
grande quantité de sérosité jaunâtre dans les deux
plèvres , sans aucune altération d'ailleurs des plèvres ni des poumons. Mais le fait le plus remarquable et pour lequel je vous cite uniquement
cette observation, était une sorte de départ , de
décomposition du sang dont je ne connais pas
d'exemple. Tous les gros vaisseaux qui sortent du
cœur ou qui s'y rendent étaient généralement di-
latés, avec une faible participation des cavités du
cœur à cette dilatation , qu'on ne pouvait nulle
part appeler anévrysmatique. La membrane interne de ces vaisseaux était généralement et uni-
formément rougeâtre. Le sang dans l'artère pulmonaire, la crosse de l'aorte, les ventricules et
les oreillettes, présentait une sorte de gelée con-
sistante d'un rouge brun. Dans les veines, le sang
formait comme deux rubans accolés, denses et

résistants, occupant toute la largeur et la longueur de ces vaisseaux à une grande distance sans
interruption jusque dans les plus petites veinules.
L'un de ces rubans était noirâtre et homogène;
l'autre offrait la texture et la couleur blanchâtre
de la fibrine. Quand on coupait une veine en travers, aucun écoulement de sang n'avait lieu, et
en prenant avec les doigts, l'un des bouts ou les
deux bouts ensemble de ces rubans, on pouvait
en tirer, sans interruption de continuité, une
longueur de plusieurs pouces. Ce n'était que dans
les veines des membres inférieurs et dans celles
du bassin qu'on trouvait une petite quantité de
sang liquide, lequel, encore, par son aspect et
sa consistance, se rapprochait de celui contenu
dans les ventricules du cœur; *aucun organe,
aucune cavité, aucun vaisseau ni lymphatique,
ni sanguin, ne renfermait la moindre bulle
d'air.* Aucun gaz ou vent ne s'était présenté,
dans le cours de la maladie, excepté quelques
éructations et quelques vents par l'anus qui te-
naient à la mauvaise digestion des aliments légers
que le malade avait voulu prendre, malgré ma
défense.

Dans ce fait vraiment curieux, j'ai voulu fixer
votre attention seulement sur les circonstances
capables de mettre en vue le rapport que je voulais vous signaler. Ce serait sortir de mon sujet
que d'en faire usage, pour un autre but, et cependant il est précieux, en l'examinant avec tous
les détails que j'ai omis et les conclusions qu'on

pourrait en tirer, pour la discussion de quelques autres points de la science. Il me suffit ici de vous faire remarquer qu'avec une altération, une décomposition bien manifeste et bien frappante du sang, aucune bulle de gaz n'a paru, ni dans les vaisseaux, ni dans aucune autre partie du corps.

Quatrièmement, personne ne doute qu'il n'y ait une véritable et fondamentale altération du sang, dans le choléra asiatique, et pourtant, par le fait même de cette altération, personne n'a jamais vu ni dit qu'il y eût développement de gaz, ni dans les vaisseaux, ni dans aucune autre partie. S'il paraît des vents dans les voies gastriques, pendant le cours de cette maladie, c'est parce que le flux devient gazeux de liquide qu'il était, et toujours, sous l'influence de la même cause. Je vous ai démontré aussi que le flux gazeux, ou la *pneumorrhée*, est toujours d'un bon augure, lorsque les gaz sont facilement rendus par l'anus.

Cinquièmement enfin, quelque aspect que présente le sang; qu'il soit plus ou moins liquide, qu'il se coagule plus ou moins facilement; qu'il y ait plus ou moins de coënne, de sérosité; que l'individu soit à sang pur ou vicié; qu'il soit lymphatique, scrophuleux, dartreux, écrouelleux, rachitique, goutteux, vénérien, etc., on n'a jamais vu et on ne voit pas qu'aucun développement de gaz tienne à aucun de ces états particuliers, de ces diverses altérations du sang ou des humeurs.

D'un autre côté, dans tous les faits cités par les auteurs qui ont signalé la présence des gaz ou vents, dans le corps de l'homme ; dans toutes les observations analogues de Morgagni, toujours si attentif, si profond, si plein de bonne foi : dans toutes les recherches auxquelles je me suis moi-même livré, il n'a rien été remarqué, d'où on puisse conclure un rapport entre un état particulier quelconque du sang et des humeurs et le développement de gaz, dans les diverses parties de l'économie.

Que faut-il conclure de là ? que, sauf les cas où les gaz sont dus à la digestion, ou à l'air qu'on avale, ou à la gangrène de quelque partie du tube alimentaire, ou, si cela a jamais lieu, à la décomposition spontanée de quelques matières excrémentitielles, cas, dans lesquels, les gaz ainsi formés peuvent être absorbés et transportés par la circulation plus ou moins loin du lieu où ils ont paru d'abord ; hors de ces cas, dis-je, l'apparition des gaz est un fait qu'on doit rapporter, non à la *chimie*, mais bien à la *vie* d'un tissu bien portant ou malade.

Comment se fait-il qu'un phénomène qui s'offre toujours dans l'état normal, qui a lieu si souvent dans l'état de maladie, ait été dans ce dernier cas surtout, si négligé et si peu étudié d'une manière rationnelle ? c'est, je le répète, à cause des difficultés sans nombre qui se trouvent dans cette étude, et des recherches longues et fastidieuses auxquelles il faut se livrer. Quand le pathologiste est parvenu à découvrir, par les faits et les déductions qu'il sait en tirer, toutes les circonstances

au milieu desquelles les gaz se développent , dans
les voies digestives , les données précieuses que
ce phénomène fournit pour le diagnostic, le pronostic et le traitement des maladies de ces organes,
il peut avoir recours à la chimie , pour connaître
la nature des gaz qu'il a étudiés d'abord, comme
produit d'un état morbide, quoique cette connaissance ne soit pour lui que d'un intérêt secon-
daire. Les travaux de Jurine , Gerardin , Vauque-
lin , Magendie et Chevreul nous ont fourni là-
dessus d'utiles données. M. Chevillot, dans sa
Thèse inaugurale, en analysant les gaz contenus
dans l'estomac et les intestins de l'homme malade,
est arrivé à des résultats plus satisfaisants. Depuis
long-temps, j'étais porté à croire, ce qu'un trop
petit nombre d'expériences ne m'a pas permis de
bien établir , que l'azote est le gaz le plus fréquemment exhalé dans l'état morbide de la muqueuse
digestive. Cette opinion semble s'accorder avec
les résultats obtenus par M. Chevillot. L'hydrogène vient en seconde ligne. L'acide carbonique
paraît être plus fréquemment engendré par une
sorte de fermentation des aliments mal dirigés ou
par la digestion même passable de certaines substances dont nous connaissons mal la composition;
tels sont quelques-uns des aliments dit venteux.
De plus il peut provenir, en petite quantité, de
l'air atmosphérique qui pénètre plus ou moins,
dans les voies gastriques. Quoique on regarde
assez généralement l'hydrogène proto-carbonné
et l'hydrogène sulfuré comme le résultat d'une

mauvaise digestion, il est certain cependant que
ces gaz sont aussi quelquefois le produit de l'exhalation de la muqueuse malade. Cela est sensible
pour le gaz hydrogène sulfuré surtout, si facilement reconnaissable à son odeur et que l'on voit
paraître dans quelques cas morbides, lorsque,
depuis long-temps, aucune substance alimentaire
n'avait été introduite dans le tube digestif, ou
même, vers la fin de la maladie, lorsque ce tube
était antérieurement tout-à-fait affaissé. Au reste
l'expérience apprend que la muqueuse se trouve
plus ou moins offensée de la présence de tel ou
tel gaz, selon qu'il possède des propriétés plus ou
moins irritantes, stupéfiantes, etc. Ainsi toutes
choses égales d'ailleurs, l'oxygène, l'hydrogène,
l'azote produisent, sur cette muqueuse, une im-
pression moins fâcheuse, que l'acide carbonique,
l'hydrogène proto-carbonné, l'hydrogène sulfuré.
Cela n'a rien d'étonnant ; car il doit arriver, pour
ce produit de l'exhalation, ce qui arrive pour tous
les produits liquides exhalés ou sécrétés, qui,
selon qu'ils sont plus ou moins âcres, irritent plus
ou moins les tissus avec lesquels ils sont en contact. De ces considérations et de plusieurs autres
dans lesquelles je ne puis entrer, il résulte que,
quoique la connaissance de la nature des gaz ne
soit pas la partie la plus importante de l'histoire
de la pneumatie , elle est cependant nécessaire
pour la compléter. Gaz, liquides, solides, ce sont
autant d'aspects différents présentés par la matière
soumise aux opérations de la vie qui anime les

organes, et, pour que l'histoire de cette vie et de
ses produits soit complète, il faut qu'aucun de ces
aspects n'échappe à l'attention et à l'étude du médecin.

Après avoir ainsi répondu aux diverses objec-
tions qui m'ont été faites ou qui se présentaient
d'elles-mêmes ; après avoir jeté une nouvelle
lumière sur des principes dont un traité général
sur la pneumatie ne peut être que l'application,
je reviens aux faits dont je vous ai parlé.

Neuvième Lettre.

Mad. Cl.... de la Guillotière, d'un tempérament sanguin, accoucha, dans l'été de l'année 1832, d'un enfant du sexe féminin. L'accouchement fut long et pénible. Sa grossesse s'était accompagnée de quelques accidents, d'une forte oppression, d'une toux opiniâtre, d'hémoptysie, avec fièvre assez intense de loin en loin. J'avais été obligé de la saigner plusieurs fois. Elle voulut nourrir, malgré moi ; car je regardais son lait comme devant être trop excitant, trop échauffant pour l'enfant. Les choses se passèrent assez bien, pendant huit à neuf mois, si ce n'est que l'enfant rendait habituellement par l'anus, après quelques coliques, une grande quantité de vents.

Je vous ferai remarquer, avant d'aller plus loin, que les enfants à la mamelle peuvent rendre des vents, par trois causes : 1° parce que leurs voies gastriques sont dans un véritable état d'excitation, à cause de la nature échauffante du lait de la mère ou par une disposition, une idiosyncrasie qu'ils apportent en naissant ; 2° par l'usage du lait d'une mère qui a mangé certains aliments venteux, lesquels, pour avoir subi une première transformation dans la digestion et l'hématose de la nourrice, n'en laissent pas moins, dans tous les liquides sécrétés par celle-ci, un principe capable encore de développer des vents chez le nourrisson; tels sont les choux, les haricots, les lentilles, etc.; 3° parce que les enfants auxquels on donne avec la cuiller, des infusions ou autre chose, avalent plus ou moins d'air les uns que les autres, comme cela arrive à tous les âges. Mais ces deux derniers cas, le dernier surtout, sont les plus rares, et, en général, ce phénomène ne se présente fréquemment que lorsque l'enfant se trouve placé dans les premières circonstances. C'est un fait que j'ai vérifié un très-grand nombre de fois. Souvent des mères mettent au monde des enfants affectés presque continuellement de vents ou de diarrhée, qui finissent par mourir, avec une phlegmasie des voies gastriques, et cela, parce que ces mères n'ont voulu se soumettre, pendant leur grossesse, à aucun traitement prophylactique, à aucune saignée, etc., et qu'elles se sont obstinées à suivre le régime qui convenait le plus à leurs goûts, échauffant ou non. Aussi, lorsque j'ai trouvé des femmes plus dociles, je suis parvenu à leur conserver un enfant qui succédait à plusieurs qu'elles avaient perdus, sous l'influence des circonstances que je viens de signaler. Je pourrais là-dessus vous citer quelques observations bien remarquables, si je ne tenais à être court et à ne pas accumuler des citations inutiles. J'en appelle à votre pratique médicale, ainsi qu'à celle de tous mes confrères. J'ose assurer que les faits ne leur manqueront pas. Dans tous ces cas, les vents ou la diarrhée sont produits par la même cause qui amène à la fin une phlegmasie mortelle. C'est un véritable phénomène d'excitation , d'irritation. Revenons à notre observation.

L'enfant avait environ huit mois, lorsque Mme Cl.... éprouva une forte émotion et, presque en même temps, une fatigue des voies gastriques, à la suite de l'ingestion de quelques aliments lourds et irritants. La petite fille ne tarda pas à s'en ressentir. Elle fut affectée de vomissements et d'une assez forte diarrhée, ce qui dura quelques jours, pendant lesquels *elle ne fit plus de vents*, contre son habitude. (Remarquez ici, comme toujours, qu'il n'y a guère coïncidence, mais plutôt alternative du flux gazeux avec le flux muqueux, séreux, sanguin, etc.) Cependant la mère et l'enfant se remirent assez bien de cette indisposition et allèrent à la campagne, où rien n'arriva de fâcheux, pendant quatre mois. A cette époque Mme Cl.... voulant sevrer sa petite, revint à la ville et laissa celle-ci à la campagne, entre les mains d'une bonne qui crut bien faire en lui donnant du bouillon gras, de la viande et du vin. Aussitôt nouvelle diarrhée, nouveaux vomissements, soif ardente, et, en même temps, *nouvelle cessation des vents*. On donna des vermifuges qui furent nuisibles. Le mal empira, et alors se présentèrent tous les symptômes d'une

violente gastro-entérite : langue très-rouge, soif
intense , alternative ou coïncidence de vomissements et de diarrhée, *point de vents.* Il y eut pendant huit jours une toux très-forte, ce qui fit dire
aux parents que l'enfant s'était enrhumé. De plus
la petite malade se frottait continuellement le nez,
exécutait des mouvements de mastication , urinait
avec un dépôt blanchâtre, offrait enfin tous les
symptômes que le vulgaire attribue aux vers. Cependant le vomissement et la diarrhée cessèrent ;
il survint des mouvements convulsifs ; *le ventre
se ballonna*, mais inégalement. On y voyait vers
le flanc droit et l'ombilic une tumeur arrondie ,
grosse comme une tête de fœtus à terme, réson-
nant comme un tambour à la percussion. Le reste
du ventre était flasque et affaissé ; la mort arriva bientôt. Les parents, croyant qu'il y avait
eu , dans cette maladie, quelque chose d'extraordinaire , voulurent que je fisse l'autopsie ; c'est
précisément ce que je désirais. Voici ce que je
trouvai :

Dans la tête , quelques cuillerées de sérosité ,
dans les ventricules , et une forte injection de
l'arachnoïde , vers la base du cerveau.

Cela se rapportait aux mouvements convulsifs
qui avaient eu lieu.

Dans la poitrine , tout était dans l'état normal.

La forte toux qu'on avait remarquée n'était par
conséquent qu'une toux gastrique, toux qui arrive
très-souvent chez les enfants, surtout lors d'un

état d'irritation, de phlegmasie de l'estomac, et principalement lorsqu'il y a abondance de sécrétions muqueuses ou muquoso-séreuses et besoin de vomissements.

La muqueuse de l'estomac offrait de larges plaques d'un rouge pointillé, dans le grand cul-de-sac et vers le pylore. La même chose avait lieu au commencement de l'intestin grêle, dans une assez grande étendue. Celui-ci présentait de plus une exsudation d'un sang rouge vif que l'on enlevait facilement avec le doigt ou le manche du scalpel. Plus loin la muqueuse était çà et là d'un rouge violet, livide, ramollie; et il y avait un grand nombre de petites ulcérations qui laissaient à nu la membrane musculaire; les glandes mucipares paraissaient, dans quelques points, gonflées et rougeâtres. La tumeur dont j'ai parlé, qui résonnait comme un tambour, était formée par des gaz distendant considérablement l'intestin grêle à droite. Cette tumeur se terminait en haut et en bas à une invagination. La muqueuse, dans toute l'étendue de cette distension, était amincie, couverte d'une exsudation sanguine, et les fibres musculaires étaient à peine perceptibles; au-dessus et au-dessous, au contraire, ces dernières étaient très-rouges et très-épaisses. Tout le reste de l'intestin grêle et les gros intestins surtout avaient leurs parois affaissées et n'offraient rien de particulier.

J'appellerai ici principalement votre attention sur les circonstances relatives au but que je me

propose, vous faisant remarquer seulement en
passant, qu'il n'y avait pas un seul ver dans le
tube intestinal, que probablement même il n'y
en avait jamais eu, et que par conséquent, les
symptômes attribués aux vers, d'après lesquels
les parents se décident avec trop de facilité à administrer à leurs enfants des vermifuges plus ou
moins nuisibles, se confondent très-souvent avec
les symptômes de la gastro-entérite ou d'autres
maladies. Vous voyez ici, comme toujours, la
formation des vents n'avoir lieu chez cet enfant,
depuis sa naissance, que sous l'influence d'un
état d'excitation de la muqueuse digestive qui
plus tard est passée à l'état d'irritation, d'inflammation. Dans le principe, cette excitation, cette
irritation n'étaient que dans le système nerveux,
si vous voulez, mais elles constituaient de la part
de la muqueuse une disposition, une tendance à
la phlegmasie. C'est ainsi que se développe ce
phénomène gazeux, quand il y a disposition dans
la constitution, l'idiosyncrasie. Il y a eu, comme
je vous l'ai fait remarquer, alternative entre le
flux diarrhéique et le flux gazeux. Lorsque l'inflammation est devenue très-intense, ce dernier
s'est supprimé. Dans ces cas de suppression complète du développement de gaz par l'intensité de
l'inflammation, si, lorsque ce degré d'intensité
se déclare, il reste, dans le canal intestinal des
gaz antérieurement exhalés, ou s'il s'en présente
de nouvellement exhalés par les parties moins
enflammées, l'expulsion de ces gaz n'est plus pos-

sible, parce que la violence de l'inflammation met
les fibres musculaires comme dans un état de pa-
ralysie, et alors la tympanite survient. C'est ce
que je vous ai déjà démontré. Dans l'observation
qui nous occupe, une circonstance particulière
s'opposait à l'issue des gaz; c'étaient les deux in-
vaginations qui bornaient la tumeur venteuse.
D'autres autopsies que j'ai faites sur des enfants
ou des adultes, m'ont prouvé que rien ne favorise
l'invagination, dans les mouvements tumultueux
et désordonnés péristaltiques ou antipéristaltiques
auxquels le canal digestif est quelquefois en proie,
comme la distension, par des gaz, d'une partie
quelconque de ce canal. En effet, cette partie
ayant nécessairement ses fibres musculaires affaiblies par la distension, se laisse facilement péné-
trer par la portion du tube supérieure ou inférieure que la contraction vigoureuse de ses fibres
non distendues ni affaiblies pousse vers elle de
haut en bas ou de bas en haut, et celle-ci semble même, par un mécanisme aisé à concevoir,
se prêter à cette pénétration. Dans d'autres circonstances, les vents ne peuvent être expulsés,
parce qu'il y a de loin en loin des points du tube
intestinal qui sont le siége d'une sorte de spasme,
de contracture, de manière à en intercepter, pendant plus ou moins de temps, le passage, ou bien
parce que la partie de ce tube, où se trouve actuellement le gaz, est elle-même au contraire relativement à ses fibres musculaires, dans un état
de fatigue, de relâchement qui l'empêche de réa-

gir. C'est ce que vous allez voir dans l'observation suivante :

Mme L.... de la Guillotière, d'un tempérament nerveux-sanguin, éprouva, vers trente-cinq ans, à la suite de forts chagrins domestiques, une douleur aiguë, profonde, dans la région hépatique, prit un teint légèrement jaunâtre, perdit l'appétit, devint sujette à des flatuosités, des vents, et n'offrit plus la même gaîté. Il y eut, pendant plusieurs années, des alternatives de bien et de mal ; mais ce dernier fit insensiblement de grands progrès, sous l'influence du renouvellement fréquent de la même cause, les tristes affections morales.

Cette dame avait quarante-deux ans, quand je la connus. Elle n'était plus réglée depuis trois ans. Elle était alors maigre, peu colorée, sans être bien jaune. La région hépatique était le siége d'une douleur sourde, presque constante. Le foie dépassait le niveau des côtes droites de deux travers de doigt, et se montrait également saillant dans la région épigastrique. Mme L.... avait l'esprit continuellement fixé sur son mal, l'exagérait, le croyait et le disait mortel, ce qui l'avait jetée dans une sorte d'hypocondrie. Lorsque quelque nouvelle inquiétude l'assaillait, même à des époques où la digestion était tout-à-fait terminée, il se manifestait aussitôt une tension, un ballonnement du ventre, puis des borborygmes, des grouillements, et Mme L.... rendait par en haut, mais surtout par en bas, une grande quantité de vents sans odeur qui la soulageaient ; après cela, tout semblait rentrer dans l'ordre habituel. Comme elle suivait un régime sévère et évitait très-attentivement tout ce que je lui désignais comme le moins du monde venteux, les gaz dus à la digestion étaient en très-petite quantité ; mais c'était l'excitation, l'irritation habituelle de ses voies digestives, qui donnaient le plus souvent lieu à leur développement. Pendant assez long-temps, elle se débarrassa facilement des vents qui la tourmentaient, mais, plus tard, cela devint très-difficile. Alors elle faisait des efforts presque continuels, pour les expulser, les regardant comme la cause principale de son mal ; et lorsqu'elle ne pouvait y parvenir, elle était dans un état d'anxiété extrême. Elle se plaignait en même temps de douleurs plus ou moins aiguës, qu'elle rapportait tantôt à la tête, tantôt à la poitrine, tantôt aux membres, etc.

Arrêtons-nous ici, pour faire quelques réflexions. Il arriva d'abord chez cette dame, ce qui arrive toujours dans ce cas : les intestins habituellement et forcément distendus et fatigués, perdent, dans quelques points leur ressort, tandis que dans d'autres, ils tombent dans un état de spasme, de contracture qui, de loin en loin, rétrécit le canal et s'oppose au passage des matières, mais surtout des gaz ; car les matières plus ou moins liquides, par leur propre poids, par les mouvements du corps, par les ballottements continuels auxquels est soumis le tube digestif, se

frayent encore facilement un passage, à moins
que le canal ne soit complètement oblitéré. De
plus, le tube gastro-intestinal, qui est d'une
très-grande longueur, ne réveille pas, dans l'irritation, dans l'inflammation de ses diverses parties, les mêmes sympathies, il s'en faut de beaucoup. Ce sont tantôt les membres, tantôt la tête, les
diverses parties du tronc, qui deviennent le siége
de douleurs sympathiques, selon la disposition
particulière de l'individu, l'activité de ses sympathies, etc... Vous entendez beaucoup de gens vous
dire : « J'ai des vents quelquefois, qui me font
mal dans l'épaule, la poitrine, le dos, la tête, etc.;
une preuve que ce sont des vents, c'est que,
quand j'en ai expulsé un par l'anus ou la bouche,
cette douleur cesse. » Cela veut dire que ce dernier vent était, non dans la partie du corps dési-
gnée par cette personne, mais bien dans un point
quelconque du tube digestif, lequel, péniblement
distendu, réveillait une douleur sympathique ailleurs, et, assez souvent, sans qu'il y ait douleur
perçue dans l'endroit même de ce tube où est le
vent. Au reste, le même phénomène arrive, quand
la cause d'irritation est toute autre qu'un vent, un
ver, par exemple. Alors, en effet, rien peut n'être
perçu dans l'intestin continuellement irrité, pi-
qué, perforé même, et les douleurs sont à la bouche, au nez, à l'anus, à la tête ou dans toute
autre partie. Vous ne pouvez dans ce cas, pas
plus dire que le ver même était dans le point douloureux, que vous ne pourriez affirmer, dans le

cas précédent, que c'était le vent : ce sont toujours des phénomènes sympathiques. Dans le
temps où , en se fondant sur diverses hypothèses
de fermentation, de putréfaction, d'esprits vitaux,
etc., on accordait un très-grand rôle aux vents,
que l'on faisait voyager dans toutes les parties du
corps , probablement l'observation de faits , semblables à ceux que je viens de citer , avait fortifié
l'opinion qu'il existait une correspondance entre
le vent expulsé par l'ouverture de l'anus ou de la
bouche, et celui qu'on supposait causer la douleur dans différentes régions. On ne songeait ni
on ne pouvait songer à rattacher le vent à l'action
appréciable et caractérisable d'un tissu vivant,
dans des circonstances données. Ce n'est pas que
je prétende que le gaz, ou vent ne puisse être réellement, hors du tube digestif, dans le lieu distendu , douloureux, tuméfié , puisque j'ai cherché à
vous démontrer le contraire; mais ce n'est pas
sous ce rapport que je le considère dans ce moment. Revenons à notre dame.

Comme elle était fréquemment tourmentée
par le besoin d'expulser des vents, elle prêtait
une attention inquiète à tout ce qu'elle éprouvait,
dans le ventre , et elle avait fait sur elle-même ,
des remarques qui se trouvèrent d'accord avec ce
que l'autopsie me montra plus tard. Ainsi elle disait
sentir quelquefois le vent arrêté par un obstacle
qui l'empêchait de passer outre , tantôt dans un
point, tantôt dans un autre; mais elle désignait
surtout un point paraissant correspondre au colon

descendant. Lorsqu'il se présentait à la fois le besoin d'expulser un vent et une douleur sourde, une sorte de gêne, dans ce dernier point, Mad. L... prétendait se soulager, en y pratiquant quelques frictions, avec la main, en y appliquant un corps bien chaud; alors un grouillement se faisait entendre; elle avait la sensation, comme d'un corps qui passait outre, et bientôt un vent était expulsé. Cette circonstance m'avait engagé à y faire appliquer de temps en temps un petit nombre de sangsues, et cette application était suivie du même résultat et du même soulagement. Mad. L... étant habituellement constipée, se figura qu'elle se trouverait bien de l'usage d'un purgatif, sorte de médicament dont je lui avais toujours signalé le danger, dans sa maladie. Cependant cédant à ses sollicitations, j'essayai de lui donner deux onces de manne dans une infusion de violettes; mais je n'obtins pas de selle liquide; seulement il y eut développement d'une plus grande quantité de vents rendus avec un peu plus de facilité.

Vous voyez arriver ici ce que je vous ai déjà montré plusieurs fois. Chez certains individus disposés au flux gazeux, à la *pneumorrhée*, un purgatif ne détermine, dans quelques circonstances, que ce flux; dans d'autres circonstances, un flux liquide; quelquefois alternativement l'un et l'autre, et enfin d'autres fois les deux ensemble, ce qui est beaucoup plus rare. Je vous ai cité déjà à cet égard d'excellents observateurs et notamment Sydenham.

Mad. L..., peu satisfaite de l'effet de la manne,

voulut absolument un purgatif plus intense. Je lui
en donnai un composé de séné, de jalap et de rhubarbe. Cette fois il y eut plusieurs selles liquides
et peu de vents. La malade éprouva le soulagement qu'une évacuation semblable procure presque toujours immédiatement. Alors , sans me
consulter, elle prit une autre médecine semblable.
Elle eut encore, pendant quelques jours, des selles
liquides; mais bientôt elle retomba dans sa constipation habituelle, et il arriva même, que la nouvelle excitation appelée sur le tube digestif, augmenta tous les accidents auxquels elle était en proie.

Voilà l'effet immédiat que produisent ordinairement les purgatifs , dans ces cas, comme dans
bien d'autres, et voilà aussi l'effet consécutif, qui
ne tarde pas à se présenter. J'ai connu des gens
qui, étant ainsi revenus plusieurs fois à la charge,
pour obtenir un soulagement momentané, bientôt
suivi de souffrances plus grandes, ont fini par
tomber dans une gastro-entérite , intense , avec
suppression complète de gaz et quelquefois de
selles liquides; gastro-entérite à laquelle plusieurs
ont succombé et de laquelle d'autres ont eu beaucoup de peine à se tirer. Cela arrive particulièrement aux personnes venteuses, parce que leurs
voies gastriques sont extrêmement irritables.

Enfin, sans entrer dans d'autres détails inutiles, sur les vicissitudes et les alternatives qu'offrit
cette maladie , il me suffira d'ajouter que la jaunisse devint plus intense ; la tumeur et les souffrances à la région hépatique augmentèrent; il

survint une fièvre hectique et la malade mourut, dans une maigreur effroyable, cinq ans après l'époque où j'avais commencé à la connaître et à la soigner. J'obtins d'autant plus facilement de faire l'ouverture du corps, que le mari de cette dame, porté à croire qu'elle était morte d'un cancer au foie, voulut être éclairé sur cette circonstance. Voici ce que je trouvai :

Dans la tête, rien qui mérite d'être cité. Dans la poitrine, les organes sains; seulement le cœur était réduit à un petit volume; le diaphragme refoulé en haut, par le développement du foie, et les poumons, le poumon droit surtout, fortement comprimés de haut en bas. Dans l'abdomen, le foie avait un volume presque double de l'état normal. Sa surface était inégale, bosselée, sa couleur rouge lie de vin; sa consistance plus grande que dans l'état naturel. Il était parsemé, un peu au-dessous de sa surface et dans tout son intérieur d'une grande quantité de tubercules, les uns à l'état de crudité, d'autres en suppuration, de la grosseur d'un pois jusqu'à celle d'une petite noix. La vésicule du fiel ne renfermait point de bile, si ce n'est quelques grumeaux d'une bile desséchée, verdâtre. Les conduits hépatique, cystique et cholédoque étaient libres. On voyait le tube digestif çà et là distendu par des gaz. La membrane gastro-intestinale était ou pâle ou légèrement injectée dans l'estomac et l'intestin grêle. Dans les points distendus, l'examen de la membrane musculaire la montrait amincie, pâle, à fibres écartées; dans

ceux au contraire dont les parois étaient rapprochées, ces fibres se montraient épaisses, denses,
serrées, rouges. Le gros intestin n'offrait rien d'extraordinaire jusqu'au milieu de la hauteur du colon
descendant. Là, dans la longueur de deux pouces,
la membrane muqueuse était d'un rouge violet,
fongueuse, épaissie ; la membrane musculaire très-
adhérente à la muqueuse, était également plus
épaisse, plus serrée que dans l'état naturel. Par
la section, on y distinguait moins la direction et
l'aspect ordinaire de ses fibres. Dans toute cette
longueur, le canal rétréci offrait moins que le dia-
mètre du petit doigt. Le reste du canal au-dessous
jusqu'à l'anus ne présentait rien de particulier.

Vous remarquerez que ce rétrécissement correspondait précisément au point du flanc gauche
où la malade rapportait la gêne, l'obstacle au passage des vents. La sensibilité étant en général
moins obtuse, dans les gros intestins, à mesure
qu'on s'approche davantage de l'anus, la malade
avait la sensation de cet obstacle plus facilement
là, qu'elle ne l'aurait eu dans d'autres parties du
tube intestinal, l'intestin grêle surtout. Les sangsues appliquées sur ce point, faisaient momentanément disparaître l'obstacle, en diminuant
l'irritation, l'engorgement et l'état de constriction qui devait aller quelquefois jusqu'à l'occlu-
sion complète du canal. Vous voyez, par cette
autopsie s'expliquer naturellement les phénomènes que présentait la malade, sous le rapport de
la production et de l'effet des gaz, dans le tube

digestif. Je ne m'appesantirai donc pas sur des
remarques qui se présentent d'elles-mêmes, et
que vous avez d'ailleurs vu ressortir, en partie,
de toutes les observations déjà citées. Poursui-
vons la considération du phénomène gazeux, sous
toutes ses faces.

Une femme de Vénissieux, département de
l'Isère, présentait, depuis long-temps, une forte
oppression, une toux continuelle, des crachats de
matières muqueuses et presque purulentes et un
œdème général. Elle avait déjà consulté beaucoup
de médecins et fait beaucoup de remèdes. Elle
ne vivait presque que de soupes de pain bien cuit
qu'elle digérait très-bien sans flatuosités ; mais le
soir, avec un petit mouvement de fièvre, se ma-
nifestaient le *ballonnement du ventre* et *la distension du tube intestinal par une grande quantité
de vents*, dont elle se débarrassait encore assez
facilement par l'anus. Je la vis à cette époque et
ne lui conseillai que des moyens doux et la patience. Quelqu'un lui ayant persuadé que le purgatif de Leroi lui serait utile, elle en prit successivement jusqu'à dix bouteilles. Une diarrhée
considérable survint et *plus aucun vent ne repa-
rut.* Comme elle se trouvait alors très-mal, on
me fit rappeler ; la langue était rouge et sèche,
la soif ardente, *le ventre tout-à-fait affaissé*, la
diarrhée continuelle. La mort arriva cinq jours
après, *sans la réapparition d'aucun gaz dans
le tube digestif.* Je ne pus pas faire l'autopsie. »

Vous voyez encore ici un flux gazeux changé

en un flux liquide. C'était un mal changé en pire;
car, comme je vous l'ai déjà fait observer, ce
dernier est beaucoup plus dangereux que le premier, par plusieurs raisons : 1° parce que les
glandes mucipares, qui jouent un rôle important
dans le tube digestif, ne peuvent long-temps être
le théâtre d'une forte irritation, sans s'engorger,
s'enflammer, se désorganiser même, et amener
bientôt l'inflammation et la désorganisation des
autres parties de la muqueuse, tandis que l'élément organique de cette muqueuse, qui est
chargé de l'exhalation des gaz, peut, pendant
long-temps et même toute la vie, en produire
une quantité considérable sans entraîner aucune
de ces fâcheuses conséquences. 2° Parce que la
perte d'une grande quantité de liquides affaiblit
bien plus l'économie, que l'expulsion d'une bien
plus grande quantité de gaz. 3° Parce que le degré
d'irritation, qui produit le flux gazeux, est véri-
tablement moins intense que le degré qui produit
le flux liquide, et annonce de la part de la nature
un plan moins formé de congestion, une tendance moins grande à déterminer tous les fâcheux
résultats de l'inflammation.

« Madame Lo... des Brotteaux, est née de parents affectés, depuis leur jeune âge, de rhumatisme articulaire. Elle éprouva elle-même de bonne
heure des douleurs dans les articulations du ge-
nou, de l'épaule, dans les membres. Quelquefois ces douleurs se fixent à la tête, à la région
épigastrique. Elle se maria, et, peu de temps

après sa première couche, qui fut suivie d'une perte abondante de sang, elle crut nécessaire de se purger. La médecine détermina de fortes coliques et *le développement d'une très-grande quantité de vents*, sorte d'indisposition à laquelle madame Lo.... était auparavant peu sujette. Depuis lors, à l'époque de l'année où le rhumatisme a coutume de revenir, il se porte parfois sur le tube intestinal et y détermine les mêmes accidents pendant plusieurs jours, et ce n'est que quand il se rejette sur les membres ou ailleurs, que tous ces accidents cessent et qu'il *n'y a plus ni coliques ni vents*. Madame Lo.... a fait cent fois cette observation sur elle-même et elle m'en a fait part, avec beaucoup de détails, lorsque en me consultant, pour la première fois, elle me demanda un remède à ses maux.

Il arrive encore ici ce que nous voyons assez souvent. Pour peu qu'une personne soit disposée au flux gazeux, à la *pneumorrhée*, si elle se trouve en proie à quelque irritation qui se fixe de temps en temps sur le tube digestif, il survient tout-à-coup un développement et une explosion de beaucoup de gaz, phénomène qui ne se présente plus, lorsque l'irritation quitte le tube digestif pour se fixer sur une autre partie. Dans ce pays, où il règne tant de rhumatismes, où les muqueuses sont si souvent affectées, je suis fréquemment témoin de semblables événements. Enfin, je vous citerai une dernière observation dans ma prochaine lettre.

Dixième Lettre.

Un ouvrier en soie de la Croix-Rousse ayant eu, à l'âge de dix-huit ans, une fièvre intermittente, tierce, qu'il garda long-temps et pour laquelle on lui donna plusieurs vomitifs, purgatifs et beaucoup de quina, demeura sujet à des *flatuosités et au développement d'une très-grande quantité de vents dans le tube digestif.* Vers l'âge de trente ans, il se livra plus que jamais à des écarts de régime qui ne firent qu'augmenter ses souffrances. Voulant se débarrasser des vents qui le tourmentaient, et croyant y parvenir, par des excitants, des toniques, il faisait usage de beaucoup de vin, de café, d'eau-de-vie, etc. Il atteignit effectivement son but, sous ce rapport, c'est-à-dire *qu'il ne se développa plus de vents dans les voies gastriques;* mais alors survinrent des douleurs horribles, lancinantes, vers la région du pylore; des vomissements fréquents, soit des aliments peu de temps après leur ingestion, soit de matières muqueuses, et il survint aussi de la diarrhée. C'est dans cet état que le malade, après

avoir ruiné sa santé et sa bourse, entra à l'Hôtel-
Dieu de Lyon (salle des hommes fiévreux, M. Bellai, médecin, 1822), où il nous donna tous les
détails que vous venez de lire. Il était maigre,
pâle, avait le ventre affaissé, et offrait vers la
région du pylore, une tumeur de la grosseur d'un
œuf de pigeon, très-douloureuse au toucher, ce
qui fit soupçonner à M. Bellai une affection organique du pylore déjà très-avancée. La diarrhée
cessa, mais les vomissements continuèrent avec
opiniâtreté, malgré tous les moyens employés.
Pendant près d'un mois, que le malade vécut encore, depuis son entrée, *il ne se développa presqu'aucun gaz*, dans les voies digestives, si ce n'est
quelques flatuosités dans l'estomac, provenant
évidemment de la mauvaise digestion, de la décomposition des liquides, ou des légers bouillons
qui étaient toujours en grande partie rejetés, plus
ou moins reconnaissables, peu de temps après
leur ingestion. Une fièvre assez intense survint,
et le malade mourut dans le dernier degré du
marasme. A l'autopsie, le tube gastro-intestinal
fixa principalement notre attention, et nous trouvâmes, vers le pilore, la membrane muqueuse et
la membrane musculaire confondues, très-épais-
sies, d'un rouge pâle, offrant un tissu homogène
dense, criant sous le scalpel, comme un tissu
squirreux. L'ouverture pylorique était entièrement
oblitérée. A droite de la tumeur, existait un ulcère
oblong, n'intéressant que la muqueuse, dont les
bords étaient livides, fongueux, inégalement dé-

coupés et le fond sanieux. Dans l'intestin, on voyait de loin en loin des plaques d'un rouge intense, pointillées ou hachées ou égales, et d'autres plaques d'un rouge brun livide, accompagnées d'un ramollissement de la muqueuse, toutes traces d'inflammation ancienne ou récente. Les glandes mucipares étaient en général, plus gonflées, plus rouges que dans l'état naturel.

Outre les remarques que vous avez faites déjà, dans toutes les autres observations, et que vous pouvez faire encore dans celle-ci, j'appellerai votre attention sur cette circonstance essentielle et saillante : c'est que, lorsque l'inflammation est devenue plus intense, et que la désorganisation a marché d'une manière rapide, le flux gazeux qui existait, depuis si long-temps, a complètement cessé. Le flux diarrhéique a encore existé quelque temps; mais il a fini par disparaître, comme l'autre; alors la fièvre violente s'est manifestée et la mort est devenue imminente. Il n'y a pas de doute que, si ce flux gazeux ne se fût établi, dès le commencement, chez cet homme, comme une sorte de voie de dégorgement, l'irritation serait passée beaucoup plus tôt à l'état d'inflammation, et celle-ci aurait aussi amené plus tôt, en supposant d'ailleurs que le malade se fût toujours conduit de même, tous les résultats fâcheux dont la mort a été la conséquence. Cela prouve que la *pneumorrhée*, chez les personnes prédisposées surtout, comme je l'ai déjà dit et comme je ne cesserai de le répéter, est un phénomène de réaction par lequel la nature peut préluder à l'établissement de l'inflammation ; celle - ci le laisse encore exister, lorsqu'elle est commençante, mais le supprime entièrement, lorsqu'elle devient intense. Si elle permet alors qu'il reparaisse, c'est parce qu'elle entre dans une voie de véritable amendement. Ce n'est pas qu'une inflammation très - intense ne puisse exister, concurremment avec la *pneumorrhée*; mais alors, ce sont les parties moins enflammées ou simplement irritées, qui produisent le flux gazeux. Dans ce cas, il survient toujours la tympanite, l'impossibilité d'expulser les gaz, etc., qui, d'après ce que je vous ai démontré, dans mes premières lettres, permettent de fixer la véritable valeur de ce phénomène gazeux, et apprennent que, dans ce cas, quoiqu'il soit produit en vertu du même principe, il n'a pas la même valeur absolue, dans l'établissement du pronostic de la maladie.

La pneumorrhée peut exister également dans ce qu'on appelle gastralgie ou gastro-entéralgie; mais elle n'en est pas moins un symptôme d'irritation, qui, sous l'influence d'une nouvelle cause irritante, peut passer plus ou moins rapidement à l'état d'inflammation. D'ailleurs comme ces gastralgies ou gastro-entéralgies ne tuent guère les gens que lorsqu'elles sont passées à l'état de gastrites ou gastro-entérites aiguës ou chroniques, il nous est impossible d'affirmer si, même dès le commencement, il n'y avait pas quelque point d'inflammation légère, dans quelque partie du tube intestinal. Vous voyez, d'après cela, qu'il y a des gastralgies et gastro-entéralgies sans flux ou avec flux liquide, et d'autres avec flux gazeux, qu'on peut appeler *venteuses*; qu'il y a des gastrites et des gastro - entérites sans flux ou avec flux liquide, et d'autres avec flux gazeux, qu'on peut aussi appeler *venteuses*, et que, de toutes les formes que peuvent prendre ces maladies, les formes *venteuses* sont celles qui, tout en s'accompagnant quelquefois de grandes souffrances, ont en réalité le moins de danger. Ainsi se trouvent de plus en plus vérifiées et confirmées toutes les propositions que j'ai émises, en commençant cet opuscule.

Quant à ce que j'ai dit, relativement à l'absorption des gaz, leur introduction dans le système vasculaire, où ils produisent, par la compression ou l'obstacle à la circulation, des accidents mortels, j'ai l'intime conviction, que, dans un petit nombre de cas dont j'ai été témoin (car heureusement ces cas sont rares), la mort prompte survenue était due à cette cause; mais je n'ai pas été assez heureux alors, pour pouvoir faire l'autopsie : par conséquent je ne puis vous offrir des exemples aussi saillants, aussi concluants que ceux empruntés à divers auteurs, notamment à l'illustre Morgagni; mais ceux-là seuls suffisent ; en effet, je vous le répète, il n'y a aucune probabilité pour admettre que les gaz soient le résultat d'un état particulier, d'une maladie, d'une décomposition du sang ou des humeurs, dans les vaisseaux comme ailleurs. Alors, de deux choses l'une : ou les gaz sont le produit d'une exhalation de la membrane interne des vaisseaux, ou bien ils viennent de l'absorption, par les extrémités veineuses ou lymphatiques, de ceux contenus en plus ou moins grande quantité, dans quelque foyer tel que les voies gastriques, etc.; or, dans les cas cités, la coïncidence d'une très-grande quantité de gaz dans ces voies, de la présence de ces mêmes gaz dans les vaisseaux lactés, les veinules du système de la veine-porte, et de proche en proche, les autres veines du corps, jusqu'au cerveau, enfin l'opinion même, quoique vaguement exprimée, de Morgagni, tout porte à justifier les conclusions que j'en ai tirées.

Je termine ici tout ce que j'avais à dire sur les causes et les effets des gaz ou vents dans les voies gastriques. Je n'ai fait usage, en dernier lieu, que de mes propres observations. Dans mes premières lettres, au contraire, je ne m'étais basé que sur des observations, en grand nombre, prises dans les différents auteurs qui se sont occupés de ce sujet. C'est ainsi que j'ai cru devoir agir pour éviter toute cause d'erreur. La plupart des faits sur lesquels sont fondés les principes que j'ai établis existaient déjà épars çà et là dans les livres; il s'agissait de les lier et de conclure. La même chose a lieu, n'en doutez pas, dans beaucoup d'autres questions de médecine. Ce ne sont pas les faits qui manquent, au contraire ils surabondent. Le difficile est d'en faire jaillir la lumière et d'en extraire les principes dont ils ne sont que le développement.

Tout ce que j'ai dit jusqu'à présent renferme surabondamment l'indication des causes , du diagnostic et du pronotic des maladies venteuses. Revenir là-dessus serait une fastidieuse répétition ; cependant je crois utile de vous en offrir ici un très-court résumé.

Prédispositions : avoir un tempérament nerveux, une prédominance d'action ou d'irritabilité du tube digestif ; être né de parents venteux , hémorrhoïdaires, goutteux , maniaques , hystériques , hypocondriaques, etc.

Causes plus ou moins déterminantes : 1.° pour les vents tenant à la déglutition de l'air, à la digestion, à la gangrène de quelque partie du tube intestinal : boire un liquide à trop petits coups répétés ; mâcher mal les aliments ; manger trop vite ; être soumis à une cause quelconque morale ou physique de trouble, pendant que l'on mange ou pendant la digestion ; faire usage d'aliments venteux tels que ceux que je désignerai plus tard ou d'aliments qui stimulent peu l'estomac, comme les substances trop mucilagineuses , les fécules, la gélatine, les viandes des jeunes animaux, etc., et toutes les substances qui passent facilement à la fermentation acide ; être affecté d'une gastro-entérite violente ou d'une hernie étranglée qui se terminent l'une et l'autre par la gangrène , etc.

2° Pour les vents provenant d'une exhalation ou sécrétion de la muqueuse gastro-intestinale :

fortes et brusques émotions morales ; abus d'excitants liquides ou solides ; ingestion des substances
âcres , corrosives, vénéneuses ; usage de tous les
agents capables d'amener dans les voies gastriques, des mouvements fluxionnaires, de l'irritation, de l'inflammation ; présence de vers dans
ces organes ; dentition ; névroses des voies digestives, gastralgie, gastro-entéralgie ; gastrite, gastro-entérite aiguës, mais surtout chroniques ;
accès d'hypocondrie , d'hystérie ; suppression
de la transpiration cutanée ; répercussion d'un
exanthème, d'une éruption cutanée, d'une dartre ;
métastase d'une affection rhumatismale ou gout-
teuse ; diminution ou disparition trop brusque
d'un épistaxis, d'un flux hémorrhoïdal, des menstrues , d'un écoulement quelconque accidentel
ou naturel , de la suppuration d'un vieil ulcère,
etc., etc.

Diagnostic. D'abord pour les vents dans l'estomac : s'ils peuvent sortir facilement par la bouche,
ils forment ce qu'on appelle les *éructations* ; ils
peuvent avoir l'odeur et le goût des aliments ingérés , ou un goût aigre, ou le goût et l'odeur
d'œufs gâtés , etc., selon qu'ils sont dus à des aliments venteux ou à une digestion plus ou moins
irrégulière. Ils sont alors principalement formés
d'acide carbonique , d'hydrogène , d'hydrogène
sulfuré, plus ou moins imprégnés de molécules
appartenant à un chyme plus ou moins altéré.
S'ils sont formés en dehors de la digestion et par
l'exhalation de la muqueuse, ils n'ont guère ni

odeur ni goût, et sont assez souvent formés par
de l'azote. Si les vents ne peuvent pas sortir facilement, il y a sensation de gonflement, de gêne
à l'épigastre, sensation d'ardeur, de chaleur,
d'un corps qui râcle, d'une boule qui monte au
gosier; gêne des fonctions du diaphragme, du
poumon, du cœur, si l'estomac très-distendu
presse, comprime immédiatement ou médiate-
ment ces organes ; de là symptômes ordinaires de
la gêne des fonctions de ces organes, oppression,
sorte de toux gastrique, bâillements, palpitations , etc.

Dans ces cas de très-grande distension de l'estomac par des vents qui ne peuvent pas sortir,
en raison d'une contracture spasmodique du car-
dia ou du pylore, ou d'un état de relâchement,
d'inertie du muscle gastrique ou d'un défaut d'accord, d'une irrégularité de contraction de ses fibres; dans ces cas, si les parois de l'abdomen ne
sont pas trop épaisses, il y a, par la percussion,
son de la tympanite, au lieu du son mat normal.
De plus cette grande distension peut déterminer
de très-fortes douleurs, des sortes de crampes,
des coliques d'estomac et tous les phénomènes
sympathiques dont nous avons déjà parlé : tout
cela cesse, lorsque l'expulsion des vents a lieu;
mais observez qu'une névrose de l'estomac, qui
peut aussi déterminer les phénomènes ou la plupart des phénomènes précédents, se termine de
même quelquefois par une expulsion de gaz, et
la terminaison étant alors la même, dans les deux

cas, il ne faudrait pas attribuer à une distension causée par des vents qui n'existent pas encore ce qui est simplement l'effet de la névrose. Un examen attentif des circonstances antécédentes et concomitantes, et de l'aspect de l'épigastre fera suffisamment distinguer ces deux cas, l'un de l'autre. D'ailleurs quelques frictions légères et l'application d'un linge très-chaud sur l'épigastre ont en général bientôt fait expulser quelques vents et soulagent ou terminent ainsi la maladie, tandis que ces moyens n'ont pas le même effet contre la névrose.

Lorsque les vents sont dans les intestins, ou ils peuvent sortir facilement par l'anus, et alors ils offrent des circonstances analogues d'odeur et de composition, dans les mêmes conditions que précédemment, ou ils ne peuvent pas sortir facilement, et alors se présentent encore : compression, gêne des organes environnants, obstacle apporté à l'exercice de leurs fonctions, symptômes qu'il est facile de prévoir et d'apprécier, se rapportant au trouble de l'estomac, du diaphragme, des poumons, du cœur, de la vessie, etc.; borborygmes, points douloureux dans les différentes régions du ventre, coliques, phénomènes sympathiques, tension du bas-ventre, *tympanite* qu'on distingue de la tympanite péritonéale, parce que celle-ci est égale et l'autre en général inégale, bosselée, selon les circonvolutions des intestins ; *tympanite* qu'on distingue encore mieux de l'ascite, au moyen d'un seul symptôme caractéristique, c'est-à-dire le son clair que l'on entend dans la première, quand on frappe le ventre, tandis que la dernière ne fournit qu'un son mat. Ces deux signes se trouvent d'ailleurs réunis, si les deux maladies existent à la fois ; l'ascite n'étant pas supposée assez considérable, pour envelopper toute la masse intestinale, par une couche épaisse de liquide. Alors le son clair est perçu, dans différents points de l'abdomen, selon les positions diverses que l'on donne au malade, parce que le liquide se porte, par l'effet de sa pesanteur, dans les parties les plus déclives du corps.

Lorsque la tympanite existe, si tous les maux cessent avec l'expulsion des vents, on a la certitude, ou que ceux-ci étaient la seule cause de tous les phénomènes morbides qui se présentaient, ou du moins qu'ils y contribuaient en grande partie ; tandis que, si la tympanite n'étant pas ou étant peu sensible, tous les phénomènes morbides cessent cependant par une expulsion de vents, ces phénomènes peuvent être aussi bien, non pas le résultat d'une forte distension que les vents feraient éprouver aux intestins plus ou moins irrités ou enflammés, mais le simple effet d'une névrose intestinale, laquelle se termine quelquefois de cette manière. C'est encore à l'examen attentif des circonstances antécédentes et concomitantes à faire établir la distinction de ces deux cas morbides. Au reste, la tympanite peut n'être que partielle, et tous les symptômes principaux peuvent ne se présenter que dans un seul

point plus ou moins étendu du ventre , à diverses
distances de l'estomac, du rectum , de l'anus, etc.
Toute cette partie du diagnostic est facile à établir, d'après les faits cités , analysés, et les considérations émises dans les précédentes lettres. Il
est clair que , dans les cas précédents , les symptômes dus à la distension causée par les vents auront plus ou moins d'intensité , selon que la muqueuse gastro-intestinale elle-même sera plus ou
moins susceptible , irritable, irritée , enflammée
et par conséquent plus sensible à cette distension.

Pronostic : Il est peu grave, si les vents sont
facilement expulsés , s'ils sont le résultat de l'ingestion d'aliments venteux, d'une mauvaise digestion. Il est plus grave, si les vents sont retenus,
et la gravité se mesure alors en raison de la cause
qui détermine cette rétention , et de l'état des
voies digestives , circonstances que la marche an-
técédente de la maladie a dû faire apprécier. Il
est très-grave, par exemple, par des raisons déjà
énumérées, quand la tympanite intestinale paraît
avec les signes d'une hernie étranglée ou d'une
violente inflammation des intestins. Il est très-
grave aussi , lorsque l'obstacle qui s'oppose à l'issue des vents étant très-difficile à détruire , ceux-
ci offrent la chance d'être absorbés en trop grande
quantité et d'aller déterminer ainsi les accidents
dont nous avons parlé. Le pronostic est aussi plus
ou moins grave, selon la nature plus ou moins
irritante des gaz retenus , etc. Au reste , d'après

tout ce qui a été dit, la connaissance des causes énumérées conduira facilement à l'établissement exact du pronostic.

Avant de passer à l'indication du traitement, je veux répondre à une sorte d'objection que vous m'avez adressée dernièrement, et que beaucoup de gens me font encore en me disant : « Vous prétendez que les vents sont dus à l'irritation, et cependant, je ne me soulage et ne me débarrasse des vents qu'avec des excitants, des toniques. » Pour répondre à cela, permettez-moi de revenir en partie sur quelques considérations déjà émises, et de mieux les développer. Il ne s'agit que de s'entendre, et tout cela s'explique : autre chose est la faculté d'engendrer les vents, autre chose est le pouvoir de les chasser. Ce n'est pas le même agent qui les produit et les expulse. Ce dernier ne peut être que la membrane musculaire. Les vents ne peuvent circuler, dans le canal intestinal, pour être rejetés au dehors, que par la contraction continue des fibres musculaires, dans un même sens, de haut en bas ou de bas en haut. Sans cette contraction, ils n'éprouveraient pas le moindre déplacement, et ils n'auraient d'autre effet que de distendre le tube digestif, par leur élasticité ; car, comme nous l'avons déjà remarqué, leur circulation ne pourrait nullement être influencée, par aucune des circonstances, indépendantes de la contraction musculaire, qui favorisent et déterminent la circulation des substances plus ou moins liquides. Or toute fibre

musculaire trop long-temps et trop forcément
distendue finit, pour un temps plus ou moins
long, par perdre son ressort ou sa force de réaction, et cela est vrai pour les muscles de la vie
organique, comme pour ceux de la vie animale.
Voyez ce qui arrive à un muscle des membres
trop long-temps distendu par une tumeur, aux
muscles de l'abdomen distendus par la grossesse,
à la vessie distendue par l'urine, etc. La membrane musculaire du tube digestif présente ce
phénomène d'une manière encore bien plus remarquable, et quoique *à priori* on pût le conclure,
les autopsies cadavériques sont là pour le démontrer. D'un autre côté, non seulement l'aspect du
muscle intestinal annonce en général que la force
de contraction n'est pas la même dans tous les
points de sa longueur, mais encore il y a, sous
ce rapport, une foule de variétés, chez les divers
individus. Il était difficile en effet que, dans l'é-
tendue si considérable de ce muscle, composé,
outre les fibres circulaires, de fibres qui se sui-
vent bout à bout sans se continuer, et qui pren-
nent, comme leur point d'attache, sur un tissu
cellulaire serré, presque fibreux, intermédiaire à
ce muscle et à la muqueuse; il était difficile, dis-
je, qu'il n'y eût pas une foule de nuances, dans
la force de ressort et de contraction des différents
points de cette étendue. Toutes les nuances de ce
genre, qui se rencontrent, dans les diverses fibres des muscles de la vie animale, ou des autres
muscles de la vie organique, devaient, à plus

forte raison, se rencontrer dans celui que nous considérons. Ainsi cette membrane musculaire sera, ici, plus disposée à se laisser distendre par un vent, et là, plus disposée à le repousser. Enfin cette membrane est unie, par une étroite sympathie, avec la muqueuse gastro-intestinale ; par conséquent, s'il survient une irritation, une inflammation, dans un point de cette dernière, il survient aussi un trouble dans la première, de sorte, qu'alors les fibres se resserrent dans un point, tandis qu'elles se laissent distendre ou sont comme immobiles dans un autre. Avec ces considérations, il sera facile de concevoir comment des toniques, des excitants, peuvent, dans quelques cas, débarrasser les voies gastriques des vents qui les fatiguent.

En effet, je suppose d'abord que les gaz sont dus seulement à de mauvaises digestions, par altération des sucs gastriques, etc., en un mot, à une digestion venteuse habituelle, sans être directement produits par la membrane muqueuse elle-même, dans un état morbide. Alors il peut arriver plusieurs cas : 1° Pendant un temps plus ou moins long, la membrane musculaire expulsera les vents, sans difficulté, parce qu'elle n'aura pas encore perdu son ressort, sa force de réaction ; parce que la force vitale, la force de contraction, ne se trouveront pas encore réparties d'une manière inégale et vicieuse sur les différents points de sa longueur. Dans ce cas, pour se débarrasser des vents, on n'aura besoin ni de toniques, ni d'excitants, ni

d'autres remèdes. 2° A force de distension, de
fatigue, il y aura perte de ressort, dans quelques
points de la membrane musculaire, sans cependant aucune tendance encore à un resserrement,
une contraction spasmodique, dans d'autres points.
C'est là ce qui se présente le plus souvent, lorsque
l'habitude venteuse n'est pas très-considérable et
n'existe pas depuis très long-temps. Dans ce cas,
au moment où le tube digestif est fortement distendu et fatigué par des vents, si vous prenez un
excitant, un tonique, un verre de vin généreux,
une tasse de café, de thé; un peu de liqueur de
menthe, de moldavique, de coings; une tasse de
chocolat, d'eau très-chaude, etc., l'excitation,
reçue dans l'estomac, se répétant plus ou moins
promptement, sur les fibres musculaires de tout
le canal, il arrivera que celles-ci, ainsi sollicitées,
sortiront de leur inertie, de leur engourdissement, et réagiront sur les gaz qui, poussés de proche en proche, finiront par être expulsés au dehors. Lorsque le repas est fait depuis long-temps,
que la digestion, dans toutes ses phases, est ac-
complie, que rien ne réveille plus l'excitation
et le ton des voies digestives, les vents distendent
plus facilement et tourmentent ces voies ; mais si
un aliment nouveau, surtout chaud, est introduit, il ne tarde pas à s'opérer, par retour du ton,
de l'excitation, des contractions qui les chassent.
Voilà pourquoi il ne convient pas que les personnes venteuses demeurent trop long-temps sans
manger. Vous remarquerez même que cette disten-

sion, avant le repas, considérée particulièrement dans l'estomac, cause sympathiquement des maux de tête, des étourdissements et une sorte de malaise insupportable qui cessent, comme par enchantement, lorsque quelques bouchées d'aliment ingéré ont déterminé seulement quelques éructations.

3° En même temps que le muscle gastro-intestinal s'est affaibli, a perdu son ressort, dans quelques parties, il offre une tendance à la constriction spasmodique dans d'autres. Alors l'excitant, le tonique que vous prendrez, en réveillant le ton de celles-là augmentera le spasme de celles-ci. Mais si cette constriction n'est pas très-grande et ne rapproche pas trop fortement les parois du canal, les vents seront encore expulsés, quoique avec beaucoup plus de peine et de malaise. Dans ce cas, tantôt cette expulsion sera plus facile, avec une boisson forte, et tantôt avec une boisson douce. Aussi, pendant que quelques personnes venteuses me disent se débarrasser plus aisément avec un verre de vin, d'autres me disent que c'est avec un verre d'eau, de limonade, d'orgeat, etc. Toutes ont raison; il s'agit de distinguer. Si, avec de semblables dispositions, vous suivez pendant long-temps un régime doux, rafraîchissant, débilitant, il vous arrivera de finir par ne plus pouvoir chasser les vents qui vous fatigueront. Si alors vous passez à un régime tonique, excitant, vous vous soulagerez promptement, mais par la continuation de ce même régime, vous retomberez bientôt dans le même embarras, de manière qu'il vous faudra faire un usage alternatif et mesuré de l'un et de l'autre de ces régimes. Vous me demanderez peut-être comment vous reconnaîtrez duquel de ces deux régimes il faudra faire usage. Je répondrai que l'expérience seule peut apprendre cela, et chacun doit, sous ce rapport, être son propre médecin.

4° Enfin, si les voies gastriques sont très-irritables, si le muscle gastro-intestinal est vigoureusement conformé, il peut arriver qu'il y ait beaucoup plus de tendance au resserrement qu'au relâchement, et alors ce n'est que par des boissons douces et un régime non excitant que vous vous soulagerez.

Voilà ce qui explique comment, dans les maladies venteuses, différents moyens amènent le même résultat. Tout cela est possible et vrai, selon la diversité des circonstances que présente le canal intestinal.

Maintenant, je pose le cas où la membrane muqueuse, dans un état d'excitation nerveuse, d'irritation ou d'inflammation, est elle-même l'auteur des vents qui distendent et font souffrir les voies digestives. En établissant les mêmes divisions, selon l'état des fibres musculaires, vous pourrez absolument appliquer les mêmes considérations et en tirer les mêmes conséquences. Seulement ici les souffrances seront plus grandes ; car la distension s'exercera sur une muqueuse plus irritable ou malade, qui, par conséquent, apportera un trouble continuel dans les mouvements de la membrane musculaire. Souvent ce qui conviendra à l'une de ces membranes, ne conviendra pas à l'autre, et l'on sera très-embarrassé, pour obtenir un moyen de soulagement. C'est dans ces cas que vous trouverez tous les tourments que présentent les personnes à gastro-entéralgie ou gastro-entérite-chronique venteuse, les atrabilaires, les hypocondriaques, quelquefois les maniaques, etc., tourments dont quelques auteurs et notamment Combalusier ont tracé un tableau vraiment effrayant.

Je répéterai ici cette remarque essentielle, c'est que quand l'inflammation de la muqueuse est très-intense, la membrane musculaire tombe dans une sorte d'inertie, d'immobilité, et alors, si antérieurement les gaz avaient été expulsés ou absorbés, les parois abdominales sont complètement affaissées et les muscles abdominaux appliqués contre la colonne vertébrale ; si les vents, au contraire, n'avaient été ni absorbés ni expulsés, ou bien si les parties simplement irritées ou peu enflammées de la muqueuse ont continué d'en produire, il y a tympanite et cessation entière de leur expulsion. J'ajouterai que, si, à la fin de beaucoup de maladies, vous voyez le ventre flasque et ses parois complètement rapprochées, c'est qu'il ne s'opère plus, par suite du trouble général et de l'altération de toutes les fonctions, cette exhalation de gaz naturelle et normale, qui doit avoir habituellement lieu, dans le tube digestif,

pour l'exécution convenable de ses fonctions particulières. C'est ainsi que vous voyez dans les
mêmes circonstances, la transpiration insensible
disparaître quelquefois entièrement à la peau. Le
retour de l'exhalation gazeuse et quelques vents
expulsés par l'anus sont, dans ces cas, d'un bon
augure. Enfin, je vous ferai encore observer que
si, par la suppression ordinaire de cette exhalation, dans la gastro-entérite intense, le ventre
peut être affaissé, il est au contraire presque toujours ballonné et offre une tympanite intestinale,
dans la péritonite. La raison en est que, dans la
péritonite, la muqueuse gastro-intestinale n'est
que sympathiquement irritée et peut, dans cette
circonstance, produire des gaz, sans compter
d'ailleurs ceux que le péritoine lui-même peut exhaler dans cet état morbide.

Après toutes les données que nous venons d'acquérir sur les causes qui engendrent les vents, sur
les différents états de l'agent qui les expulse, et
les effets qu'ils déterminent, par leur présence,
nous pouvons entrer dans des considérations plus
détaillées et plus satisfaisantes, sur le traitement.

Onzième Lettre.

TRAITEMENT.

J'ai dit que le traitement pouvait être vital ou médical, chimique, mécanique ou chirurgical.

1° *Traitement médical.* S'il y a une disposition naturelle, dès l'enfance, à l'exhalation gazeuse dans les voies gastriques ; si ce phénomène est héréditaire, s'il est dans la constitution, il faut seulement éviter alors tout ce qui ajoute à l'irritabilité de la muqueuse gastro-intestinale qui en est la cause. Il faut éviter surtout que les gaz provenant de la digestion ne s'ajoutent à ceux qui s'exhalent habituellement, et n'augmentent ainsi la distension et les autres désordres. Il faut s'abstenir par conséquent de tout aliment venteux, indigeste ; exercer convenablement la mastication ; éviter pendant et aussitôt après le repas, tout mouvement du corps fatigant, toute affection morale pénible ; en un mot, rechercher tout ce qui favorise la digestion et fuir tout ce qui la trouble. Il faut se préserver de la constipation, ne pas laisser trop long-temps séjourner dans les intestins, les

matières stercorales qui, en s'opposant au passage
des vents, déterminent leur accumulation dans
quelque point du tube digestif, et tous les maux
qui peuvent en être la conséquence. Tant que le
plan musculaire ne se trouve affecté ni d'atonie,
ni de spasme, et qu'il jouit de toute l'intégrité,
de toute la force de ses mouvements, les gaz sont
expulsés, à mesure qu'ils se présentent en trop
grande quantité, et ils ne constituent alors qu'une
indisposition passagère, comme je l'ai établi dans
une de mes précédentes lettres.

Si leur développement ne tient pas à cette disposition naturelle, à la *pneumorrhée* ou exhalation
gazeuse, mais bien à un véritable état d'irritation
accidentelle qui se développe, et qui est plus ou
moins voisin de l'état d'inflammation, ou s'il est
le résultat de cet état même d'inflammation déjà
établi, le traitement à employer est simplement
le traitement de la *gastro-entérite*, en l'appliquant
d'une manière rationnelle aux diverses phases de
cette maladie. Mais, le développement de gaz
ayant lieu lorsque l'inflammation perd de son intensité, et leur apparition annonçant alors,
comme je l'ai affirmé, un amendement dans la
marche de la maladie; si, sous prétexte que c'est
un état de faiblesse, d'*atonie* qui a remplacé l'état
d'éréthisme, on se hâte d'administrer les toniques connus sous le nom de *carminatifs*, on mé-
connaît complètement le but qu'il faut remplir et
on augmente le mal. En effet, les toniques dits
carminatifs ne sont propres à faire expulser les

gaz qu'en agissant sur le plan musculaire, en réveillant, excitant sa contractilité; mais ils n'agissent nullement sur la muqueuse, pour l'empêcher de produire ces gaz. Au contraire, ils lui en font produire davantage, si elle est encore en proie à l'irritation, et ils font même passer ce dernier état à celui d'une véritable inflammation. Ces toniques n'empêchent le développement des vents, que dans ce sens qu'ils peuvent favoriser la digestion, lorsqu'à la suite d'une affection gastrique quelconque, la muqueuse a perdu sa tonicité, et que les sucs gastriques, élément essentiel d'une bonne digestion, se trouvent altérés; mais, hors de là, tous les toniques possibles, l'anis, le café, etc., ne peuvent qu'aggraver l'état de la muqueuse qui engendre ces vents. C'est parce qu'on a confondu les effets bien différents de ces toniques sur la digestion et sur l'action du plan musculaire, qu'on les a administrés dans des cas où ils n'étaient nullement indiqués. Portal, qui change si souvent d'opinion sur les causes et le traitement des gaz, a cependant laissé échapper (ouvrage cité, page 215) les paroles que je vous ai déjà rapportées dans ma première lettre, et qui lui ont été dictées par l'évidence d'un grand nombre de faits. Je dis donc que le traitement doit être celui de la gastro-entérite : saignées générales, sangsues à l'anus, sur les parois du ventre, fomentations, cataplasmes, lavements émollients, embrocations huileuses calmantes, etc., etc. Ces moyens modèrent l'état d'irritation qui produit les vents, et favorisent leur issue, en s'opposant au resserrement, au spasme, au relâchement consécutif des fibres musculaires qui empêcheraient cette issue.

Mais le traitement devient plus embarrassant, lorsque, à la suite d'une ancienne affection, il y a état d'irritation, d'inflammation même de la muqueuse gastro-intestinale, et en même temps, par la longue distension qu'a éprouvée le tube digestif de la part des gaz, perte de ressort, de force, relâchement des fibres musculaires. Alors en effet, pendant que les émollients conviennent à l'état de la muqueuse, il faut des toniques, pour réveiller sympathiquement l'action du plan musculaire, qui, sans cela, se laisserait distendre, sans expulser les gaz; de sorte que ceux-ci, par la pression qu'ils déterminent, ajouteraient à l'état d'irritation, de malaise, de douleur de la muqueuse, et entraîneraient tous les fâcheux résultats dont j'ai parlé. Je me rappelle que dans les premiers temps de mon séjour à Paris, je ne buvais que de l'eau d'Arcueil, qui se trouve chargée de sels calcaires. Cette eau m'irritait, me procurait tantôt un flux diarrhéique, tantôt un flux gazeux très-abondant. Pour les faire cesser, je me mis à l'usage d'un régime très-doux, et je me privai absolument d'excitants et de toniques; mais il arriva d'un côté, que la digestion, qui est ordinairement très-laborieuse chez moi, engendra une quantité très-grande de vents, lesquels s'ajoutèrent à ceux que continuait d'exhaler la muqueuse; d'un autre côté, que le plan musculaire, auquel une longue habitude

de distension a fait perdre une partie de sa force
de réaction, et qui a besoin fréquemment d'être
excité, réveillé de cet état de torpeur, tomba dans
un plus grand état de relâchement, et ne put expulser que peu de gaz, après beaucoup d'efforts.
De cette manière j'étais continuellement tourmenté par des coliques, des points douloureux
dans le ventre et dans toutes les parties du corps,
des crampes dans les jambes, tantôt par la diarrhée, tantôt par la constipation, par des palpitations, des étourdissements, des angoisses inexpri-
mables, enfin par la plupart des accidents que j'ai
signalés. Un matin, ne pouvant plus supporter
ce fâcheux état, j'essayai de prendre une grande
tasse de fort chocolat, ce que je n'avais pas fait
depuis long-temps, car j'évitais soigneusement
tout ce que je regardais comme un peu tonique,
et je m'obstinais, malgré mes souffrances, dans
l'usage d'un régime débilitant. A peine cette tasse
de chocolat fut-elle arrivée dans l'estomac, que
le plan musculaire, sympathiquement sollicité
dans son action, se mit à se contracter et à expulser les gaz avec force; pendant près d'un quart
d'heure, je fis, presque sans interruption, une
prodigieuse quantité de vents, sans odeur, par le
bas; mon ventre s'affaissa complètement, et tous
mes tourments cessèrent. Je fis usage alors de l'eau
filtrée de la Seine, qui me fut moins défavorable,
et je recommençai à employer quelques toniques.

Dans ces cas malheureux où il y a tout à la fois
irritation ou inflammation à la muqueuse, mau-

12

vaises digestions habituelles, avec grand développement de gaz, et atonie des fibres musculaires,
il faut avoir recours à une alternative sagement
combinée d'émollients, de toniques, pour éviter
tous les inconvénients; mais surtout s'abstenir des
aliments indigestes et venteux. Si vous admettez
de plus, ce qui arrive fréquemment, que l'atonie
n'est que dans quelques points du plan musculaire, tandis que dans d'autres points il y a un
état opiniâtre de resserrement, de contracture,
de spasme, qui s'oppose plus ou moins invinci-
blement à l'issue des gaz, les embarras du traitement sont bien plus grands alors, et les souffrances
sont au comble. C'est par de semblables circonstances que les vaporeux, les mélancoliques, les
hypocondriaques se trouvent souvent tourmentés.
Il faut savoir, dans tous ces cas difficiles, combiner les émollients, les calmants, les antispasmodiques, les toniques, avec un régime convenable.
Les toniques dits *carminatifs* peuvent alors devenir très-utiles. On obtiendra un excellent effet des
topiques tantôt émollients, calmants, tantôt excitants ou carminatifs, surtout très-chauds, appliqués sur le bas-ventre, pour détruire les spasmes,
et réveiller l'action des fibres relâchées. Lorsque
les intestins relâchés se laissent distendre, sans
réagir, un point d'appui qu'on leur fournit, au
moyen d'un linge, par exemple, qui serre et con-
tourne le ventre, favorise cette réaction, fait cesser les point douloureux causés par la forte distension, et détermine l'expulsion des vents. Des

frictions douces sur le ventre, avec la main, une X
brosse fine, ou un morceau de flanelle, le corps
étant en supination, peuvent remplir le même but
et produire le même effet. Mais voici un moyen
dont l'expérience m'a démontré l'efficacité, et que
je vous conseille d'employer pour vous débarrasser
des vents qui vous fatiguent. Vous savez que les
divers mouvements de la plupart des muscles qui
contribuent à former les parois du ventre, ont
une heureuse influence sur l'exercice des fonctions des organes contenus dans cette cavité ; que,
par exemple, cette influence n'est pas douteuse
sur les mouvements péristaltiques du tube gastro-
intestinal, qui font facilement circuler, dans son
intérieur, le chyme, le chyle, les matières stercorales, etc. Or, si vous vous appliquez, pendant un
moment assez long, à ne respirer principalement
que par le diaphragme, par une suite un peu
pressée d'inspirations et d'expirations régulières
et d'égale durée, vous soumettrez tout le tube
digestif à un ballottement uniforme, entre les mouvements du diaphragme et des muscles abdominaux, ballottement qui réveillera l'action engourdie des fibres musculaires intestinales, causera
des grouillements, des borborygmes, signe pré-
curseur de l'expulsion de quelques gaz, qui arrivera bientôt.

Je vous disais tout à l'heure que des toniques
très-chauds, appliqués sur le ventre, pouvaient
être d'une grande utilité. Cependant on pourrait
très-bien se trouver aussi de l'application de la

glace, dans un cas, par exemple, de hernie en-
gouée assez vaste, l'engouement étant déterminé
principalement par des gaz que l'intestin ne peut
repousser, et qui le distendent fortement. Ce fait
a eu lieu quelquefois et pourrait se présenter encore. Pour donner des règles plus positives et entrer dans des détails circonstanciés dont chacun
puisse faire l'usage relativement aux vents provenant de la digestion, comme à ceux provenant
des autres causes énumérées, il faut tour-à-tour
passer en revue les objets que considère l'hygiène
et puis ce qui constitue le traitement pharma-
ceutique.

Commençons d'abord par examiner les objets
que considère l'hygiène.

1° *Ingesta*. Les aliments, les boissons. Nous
manquons certainement d'une bonne classifica-
tion des aliments, considérés relativement à la
facilité, la rapidité avec lesquelles l'estomac les
digère, et les divers résultats de cette digestion.
Les aliments causent des vents, ou, parce qu'ils
sont naturellement et nécessairement plus ou
moins, pour tout le monde, ce qu'on appelle
venteux, qualité qu'ils doivent à des particulari-
tés de composition que la chimie est bien loin
d'avoir fait encore connaître; ou parce qu'ils sont,
ce qu'on appelle réfractaires aux voix digestives,
d'une difficile digestion, et laissent par conséquent s'établir des résultats chimiques qui ne
sont pas dans une bonne digestion, ou bien
enfin parce que, n'étant pas démontré par l'ex-

périence qu'ils ont l'une ou l'autre de ces propriétés, ils l'acquièrent cependant, à cause de
l'altération particulière des sucs gastriques de
l'estomac qui en fait usage. Il est évident que,
dans cette dernière hypothèse, c'est à chacun à
consulter son estomac, et qu'on ne peut établir
de préceptes généraux que pour les deux autres
cas. Les principaux aliments venteux sont, pour
les légumes, les plantes potagères, les herbages, etc., haricots, choux, lentilles, pois, fèves,
navets, raves, poireaux, pommes de terre, scor-
sonères, épinards, bette-raves, salade crue, crudi-
tés en général, etc.; c'est dans cette classe surtout que se trouvent les aliments venteux par
excellence. Pour les fruits : châtaignes, pommes
crues, poires non fondantes, abricots, fruits à
pulpe sèche, raisins, etc. De plus, les aliments
féculents qui renferment peu ou point de gluten;
les pâtisseries de tous les genres, les pâtes non
levées, non fermentées; toutes les sauces en général et surtout les sauces où il entre une graisse
quelconque. Si les personnes, à digestion venteuse, n'évitent pas soigneusement toutes ces
substances, c'est en vain qu'elles aspireront à digérer sans vents, ou avec moins de vents possible,
et que, pour atteindre ce but, elles fatigueront
leurs voies gastriques, par l'introduction de tous
les toniques, les digestifs et les carminatifs plus
ou moins recommandés. Quant aux aliments de
difficile digestion, tels que viandes noires, une
grande partie de la viande de cochon, quelques

espèces de poissons, etc., je vous renverrai aux
divers traités d'hygiène. Mais, pour donner des
préceptes plus positifs, et pour ne pas parler
seulement des substances qu'il faut éviter, j'établirai qu'une personne à digestion venteuse, doit
principalement faire usage de la nourriture suivante : pain de froment pas trop nouvellement
fait et bien cuit ; soupe de pain au bouillon gras
ou au beurre frais (les soupes de pâtes, de riz, de
millet, d'orge, etc. sont moins sûres relativement
aux vents); bœuf, mouton, veau, chevreau,
agneau, (ces trois derniers surtout quand ils sont
assez faits); volaille, viandes blanches en général, tout cela bouilli ou rôti, sans sauce autre que
le jus de la viande tout pur et en laissant de côté
la graisse; œufs à la coque; quelques poissons tels
que merlan, sole, raie, barbot, lotte, tanche, truite,
brochet, carpe, rouget, et un très-petit nombre
d'autres, le tout bouilli, apprêté avec un peu de
bonne huile d'olive, de vinaigre et de sel, ou frit
au beurre frais, sans condiment ni sauce aucune :
quelques herbages cuits, tels que chicorée, oseille,
céleri; quelques plantes potagères, telles que ca-
rottes, cardons, bettes ou poirée toujours au
beurre frais ou au jus de viande, sans graisse; as-
perges, artichauts, petits pois, haricots verts (ces
deux derniers, seulement quand ils sont tout-à-
fait nouveaux, car bientôt, ainsi que la plupart
des productions alimentaires du même genre
qu'amène la belle saison, ils acquièrent des propriétés venteuses) ; fruits doux et fondants, tels

que pêche, poire beurrée, prune reine-claude,
fruits rouges non trop acides, ni à pulpe trop
sèche, fraises, cerises, quelquefois le bon melon ;
fruits cuits, pomme et poire surtout ; confiture,
gelée de coings, de pommes, de groseilles, d'a-
bricots, etc. Je trace ici les substances seulement,
avec lesquelles on a le moins à craindre de vents,
tout comme j'avais tracé celles avec lesquelles on
en a à craindre le plus. Une personne qui con-
sentirait à n'user que de ces aliments, échappe-
rait certainement à la plus fréquente et parfois à la
seule cause de la production d'une grande quantité de vents dans l'estomac.

 Le choix des boissons est aussi d'un grande importance, pour les personnes venteuses. En général, la bonne eau, l'eau réunissant les qualités
que vous trouverez énumérées dans tous les traités
d'hygiène et qu'il est inutile de répéter ici, est le
meilleur agent de la digestion, sans vents. Mais
comme presque tous les estomacs sont dès l'enfance, accoutumés au vin, il faut choisir celui qui
convient le mieux, dans ces cas. Un vin tonique,
sans être excitant, légèrement sucré, peu spiri-
tueux, point âpre ni acide, est celui qu'il faut
choisir. Les vins de Bordeaux, les vins légers de
Bourgogne, quelques vins du Beaujolais, quelques
vins d'Espagne à très-petite dose, etc. C'est à ces
vins ou à ceux qui leur ressemblent qu'il faut en
général accorder la préférence. Au reste il y a,
dans beaucoup de localités, des vins qui, sans
avoir ces qualités supérieures, remplissent à peu

près le même but. Il faut éviter les vins blancs ; les vins trop nouveaux, qui n'ont pas assez fermenté, les bières trop vieilles ou trop nouvelles, les liqueurs faites avec des fruits, la pomme, la poire, etc. Ces boissons conviennent peu aux estomacs venteux ; mais leur plus grand fléau, ce sont les vins frelatés. Dans le temps où nous vivons, à moins d'être soi-même propriétaire de vignobles, ou d'être l'ami intime de quelqu'un qui en possède, on ne peut guère se flatter de boire du vin naturel. Non seulement la plupart de ceux qui récoltent du vin, dans leurs propriétés, emploient, comme en badinant, l'alun, le soufre, l'eau-de-vie, la litharge, etc.; mais encore entre ceux qui récoltent et une grande partie de ceux qui consomment, il s'est interposé une foule d'innocents semi-empoisonneurs, sous le nom de marchands de vin. C'est vraiment chose déplorable que le trafic qui se fait, sous ce rapport, sur la santé des hommes. La chimie, en apprenant à corriger, à masquer, à neutraliser les mauvaises qualités de quelques vins ou à en fabriquer de toutes pièces, a permis de créer ainsi un vrai système d'empoisonnement que les lois semblent tolérer. Elle n'a pas donné, en même temps, des moyens aussi faciles de découvrir la fraude. C'est ici le cas de dire que, si les sciences et la civilisation ont fait aux hommes beaucoup de bien, elles leur ont fait aussi, comme disait Rousseau, beaucoup de mal. Je conclurai de tout cela que, lorsqu'une personne, à digestion labo-

rieuse, venteuse, mangéra hors de chez elle, il faut
qu'elle se méfie de tous les vins qu'on lui offrira,
d'ailleurs avec le meilleur cœur et les meilleures
intentions du monde, comme vins toniques, sto-
machiques, vins étrangers, excellents vins, etc.,
et que pour peu qu'elle trouve, dans ces vins,
quelque chose qui lui déplaise, ou même, le plus
souvent, sans cela, elle fera mieux de demander
les vins les plus petits, les plus simples ou de ne
boire que de l'eau.

Le café est stomachique, digestif ou non, selon
l'irritabilité générale et l'irritabilité particulière
de l'estomac. Si l'on est encore trop rapproché de
l'époque où la digestion a commencé à devenir
venteuse, par une altération des sucs gastriques,
suite d'une affection morbide de l'estomac, le
café agira plutôt comme irritant que comme tonique. Si un temps assez long, depuis cette époque,
s'est écoulé, il y a ordinairement, à la fois, avec
l'altération des sucs gastriques, défaut de ton de
la muqueuse gastrique ; alors le café sera en général utile pour aider la digestion ; de plus, il aura
l'avantage de stimuler sympathiquement les parties du tube intestinal relâchées, distendues par
les vents, comme je vous l'ai déjà fait observer,
et de les faire expulser. Cependant, comme il peut
aussi favoriser la tendance aux constrictions spasmodiques, s'il en existe déjà, ou même les faire
naître, s'il n'en existe pas encore, il faudra savoir en user modérément, le laisser et le reprendre à propos. Il est entendu que le café n'a de

pouvoir favorable , sous le rapport des vents, que lorsqu'il est pris après des aliments, et non à jeûn ; car il agirait alors trop à nu sur l'estomac et ne produirait que son effet trop stimulant , à moins qu'on le prît en petite quantité et froid. Le café au lait, avec peu de café, forme un déjeûner d'une assez facile digestion et qui convient à beaucoup de personnes venteuses. Mais qu'on use du lait avec le café ou sans café , il faut prendre garde à la manière dont on nourrit les animaux qui le fournissent. Il est évident que si le lait d'une nour- rice qui a mangé des aliments venteux développe des vents dans les voies gastriques des nourrissons, le lait des animaux, à qui l'on donne des aliments semblables, doit amener le même résultat, à plus forte raison , chez les estomacs à digestion ven- teuse. Je puis vous assurer que, plus d'une fois, j'ai été appelé pour détruire des coliques et des vents qui ne reconnaissaient pas d'autre cause. Je ne veux d'ailleurs entrer dans aucune considéra- tion sur les diverses manières dont on frelate le lait. Je ne l'envisage ici, comme tous les autres aliments liquides ou solides , que sous le rapport venteux.

Pour le chocolat, on peut dire, pourvu qu'il ne soit pas non plus frelaté, qu'il est tonique, sans être stimulant ; qu'il rehausse le ton de la fibre musculaire, qu'il la réveille de son engourdisse- ment et la sollicite à chasser les vents. Il est vrai qu'il est pour quelques personnes ce qu'on appelle échauffant ; mais j'ai dit et je répète qu'en par-

lant de l'estomac, à cause des circonstances extrêmement variables et variées qu'offre la vie de cet
organe, on ne peut écrire que des généralités et
aucun principe positivement applicable dans tous
les cas.

Quant à toutes les boissons dont le véhicule est
l'esprit de vin, l'eau-de-vie, sous quelque nom
qu'on les proclame, qu'elles s'appellent élixir
chez le pharmacien ou liqueur chez le liquoriste,
les estomacs venteux feront très-bien d'y renoncer
entièrement.

Mon intention n'est pas d'entrer dans de plus
grands détails sur l'énumération des autres aliments
ou boissons qui pourraient ne pas être nuisibles
aux personnes pour qui j'écris principalement.
Ce qui précède doit leur suffire. Elles trouveront,
seulement dans ce que j'ai désigné, assez de quoi
choisir et de quoi composer leur régime habituel.
Le plus difficile et l'impossible même, pour beaucoup de gens, c'est de persévérer dans ce régime.
S'ils peuvent le faire, je leur promets, non seulement le soulagement, mais, à la longue, la cessation complète de leurs maux. J'ai fait, sous ce
rapport, bien des recherches et des observations,
que peu de gens auraient la patience et la volonté
de faire. Je puis, dans tout ceci, comme dans
tout ce qui me reste à dire, donner des préceptes
fondés sur une expérience très-attentivement
soutenue.

Ce n'est pas tout que de savoir choisir les aliments et les boissons, il faut encore, pour qu'ils

développent, dans l'estomac, le moins de vents possible, les soumettre à une mastication convenable et manger doucement. Moins on mâche, plus les aliments auront à subir dans l'estomac, des changements considérables, qui amèneront un plus grand jeu des affinités chimiques et un plus grand nombre de résultats gazeux. Plus on avale vite des aliments mal mâchés, plus on avale d'air, avec ces aliments et par le fait de la déglutition.

Ce que je vais dire maintenant est relatif aux gaz, provenant de la digestion, comme à ceux qui sont dus à l'exhalation de la muqueuse digestive.

2° *Applicata*. Les vêtements, bains, cosmétiques, etc. Ces objets méritent une grande attention, en se fondant sur ces principes, que la peau est le théâtre d'une transpiration vaporeuse, gazeuse, insensible, indispensable à la santé ; que chez les personnes venteuses, il y a plus de tendance au remplacement de cette exhalation dans un point, par une exhalation analogue, dans un autre. Ainsi, chez ces personnes, la suppression de cette exhalation cutanée, au lieu d'être suivie d'un œdème, d'une diarrhée, ou de tout autre flux liquide, pourra déterminer plutôt un flux gazeux dans les voies digestives. Voilà pourquoi on trouve tant d'exemples, dans les auteurs que je vous ai cités, de vents nombreux, apparaissant pendant ou après diverses éruptions, qui altèrent plus ou moins cette importante fonction cutanée,

petite-vérole , rougeole, scarlatine , dartres , etc.
C'est ce qui avait fait dire à Bernard Gaspard
(ouvrage cité), que l'apparition des gaz tenait à
l'*irritation vitale*. D'après cela, les personnes venteuses feront bien de se tenir toujours chaude-
ment, mais surtout de se tenir des vêtements de
flanelle immédiatement appliqués sur la peau. La
flanelle ainsi employée, en appelant continuellement à la peau un mouvement fluxionnaire, pré-
vient ou arrête les fluxions dans les organes inté-
rieurs , ce qui est vrai des flux liquides , comme
des flux gazeux. On sait l'avantage qu'on en retire
dans la diarrhée chronique , le choléra , etc. Ce
qui prouve l'influence exercée par cette sorte de
vêtements sur la quantité de vents que peut exhaler la muqueuse digestive, c'est que, si on les ôte
quelques jours, cette quantité de vents augmente,
si on les remet, elle diminue, à moins qu'il ne
fasse très-chaud, car alors le mouvement fluxionnaire vers la peau a naturellement et continuellement lieu. Un bon moyen , qu'il faut ranger ici ,
pour détruire l'habitude venteuse , est de pratiquer sur l'enveloppe cutanée, de temps en temps,
surtout le matin, en se levant, des frictions
douces , avec une brosse sèche. Quant aux bains,
aux cosmétiques, etc. , il est facile , en appliquant
le principe que je viens d'émettre tout à l'heure,
d'assigner, dans le cas qui nous occupe, leur véritable valeur.

3° *Circumfusa*. Cette classe d'objets n'offre rien
de spécial qui touche à mon sujet, les vents. L'air,

les climats, l'habitation, etc., n'ont, dans ce
cas, d'autre influence que celle qu'ils exercent
sur les fonctions de la peau et sur la digestion.
Ainsi un air pur, une habitation ni humide ni
trop basse, un climat tempéré, etc., en favorisant
l'exercice de ces dernières fonctions, détruiront
en partie les conditions favorables à la formation
des vents. De tout ce qui précède, on pourra
conclure, dans des circonstances données, l'action favorable ou nuisible de ces agents hygiéniques. Je n'ai donc pas sur eux de considération
particulière à émettre.

4° *Gesta.* Le sommeil, la veille, les mouvements,
le repos. Ces quatre choses n'ont, en général, ni
plus ni moins d'influence sur l'exhalation gazeuse
gastro-intestinale, qu'elles n'en ont sur toutes les
autres exhalations ou sécrétions. Mais, sous le
rapport des vents dus à la digestion, elles méritent quelques développements. On ne peut rien
dire de positivement applicable à tous les cas,
relativement à l'influence du sommeil sur la digestion. Les uns digèrent mieux, en dormant,
après le repas; d'autres en veillant, quoique ce
dernier cas soit le plus généralement vrai. Mais si
la digestion est venteuse, le sommeil sera nuisible; en voici la raison : c'est que les vents s'accu-
muleront, dans les voies gastriques, sans pouvoir
être expulsés, et troubleront ainsi, de plus en
plus, et la digestion et les organes gastriques.
Les vents ne peuvent être expulsés, pendant le
sommeil, parce qu'ils exigent un acte de la vo-

lonté et une forte contraction du muscle gastro-
intestinal, notamment de la partie inférieure du
colon et du rectum. Il y a cette différence entre
cette expulsion des gaz et la défécation, que celle-
ci, surtout lorsqu'il s'agit de matières liquides,
déjà parvenues dans le rectum, peut avoir lieu,
même par une faible contraction involontaire de
ce dernier organe, favorisée par la pesanteur des
liquides, leur défaut d'élasticité, d'expansibi-
lité et la facilité avec laquelle le sphincter de
l'anus pourra céder à ces diverses circonstances
réunies. Aussi cette défécation est possible, pendant le sommeil, tandis qu'on ne verra jamais
avoir lieu, dans cet état, l'expulsion des vents
qui exige, comme je vous l'ai déjà fait remarquer,
une contraction forte et soutenue, de haut en
bas du gros intestin, le sphincter de l'anus ne
pouvant être influencé par la pesanteur presque
nulle du gaz. Cette expulsion n'aurait tout au plus
lieu involontairement, et, par conséquent, sous
ce rapport, dans un état plus ou moins semblable
au sommeil, que dans ces contractions brusques
et violentes des muscles de la vie animale, comme
de la vie organique, que présentent certains états
morbides, tels que les promptes congestions cérébrales, la syncope, les convulsions, etc. Je
conclus de tout cela, que les personnes, à digestion venteuse, doivent se tenir éveillées, après le
repas, pour expulser autant que possible les gaz,
à mesure qu'ils se formeront et pour éviter les
désordres que pourrait amener leur accumulation.

Ainsi je conseille à ces personnes de se coucher long-temps après le repas. Si elles font le contraire, elles auront, en général, un sommeil pénible, agité par des rêves fatigants, et elles se réveilleront avec un grand malaise des voies gastriques. Si l'on considère au contraire l'influence du sommeil, relativement aux gaz dus non à la digestion, mais à l'exhalation de la muqueuse gastro-intestinale, on trouvera qu'il est souvent favorable, en détruisant les spasmes et en faisant cesser les mouvements fluxionnaires qui engendrent ces gaz.

Quant au mouvement, au repos; s'il est vrai de dire généralement que le repos, pendant quelque temps, est nécessaire, après le repas, d'un autre côté un léger mouvement, une légère promenade sont favorables à l'expulsion des vents qui existaient déjà, dans les voies digestives, au moment de l'ingestion des aliments, ou qui s'y développent par le commencement de la digestion, ou qui même, chez certaines personnes, sont exhalés, en plus grand nombre par le fait même de la présence des aliments dans l'estomac. Mais si le mouvement est trop étendu, trop vite, trop animé, il devient plus nuisible que le repos. Maintenant, en considérant les vents, hors de la digestion, le mouvement peut être aussi favorable à leur expulsion, et c'est ici qu'il faut rapporter ce que je vous ai dit, dans mes premières lettres, sur l'action des muscles du bas-ventre. Vous pourrez ajouter à cela, l'inclinaison et le redressement alternatifs du tronc dans divers sens, la promenade calme, le mouvement des jambes quand on est debout. Vous concevrez l'influence de ces diverses circonstances, en réfléchissant à ce principe déjà émis, que tous les mouvements du corps, qui exigent directement ou de proche en proche, la contraction des muscles, formant un point quelconque des parois du bas-ventre, et agissant par pression sur une partie du tube intestinal, sollicitent l'action plus ou moins engourdie des fibres musculaires de ce tube, amènent des borborygmes et l'expulsion de quelques vents.

5° *Percepta.* Les sensations, les affections de l'ame, le travail intellectuel, etc. Cette classe d'objets exerce de deux manières son influence sur le développement des vents; premièrement, par la digestion, et il est inutile de répéter ici tout ce qu'on a déjà dit du pouvoir des affections gaies ou tristes, des travaux de l'esprit, etc., pour favoriser ou troubler cette importante fonction; secondement, par l'augmentation de l'exhalation gazeuse, à la surface de la muqueuse digestive. En effet une forte émotion, une brusque révolution morale, déterminent quelquefois le subit développement et l'expulsion bruyante par en haut et par en bas d'une très-grande quantité de vents; cela se voit très-souvent; mais ce n'est pas seulement, lorsque les affections morales tristes agissent subitement et brusquement, que ce phénomène gazeux a lieu; l'action lente de la même

13

cause amène le même résultat, seulement moins intense, moins abondant. Au reste, ce sont toujours les mêmes procédés employés par la nature; il n'y a de différence que dans les formes des produits morbides. C'est un flux gazeux au lieu d'un autre flux. J'établirai donc, en peu de mots, qu'il faut de la gaîté à table et peu~~ou~~point de travaux pénibles de l'esprit, immédiatement après le repas.

6° *Excreta*, c'est-à-dire les choses qui doivent être évacuées du corps. J'ai peu de chose à dire sur ce point. Il me suffit d'établir que la rétention un peu trop long-temps prolongée, dans le corps, des matières qui doivent être évacuées, ne peut produire plus de gaz, par le fait seul de la présence de ces matières; car je crois vous avoir démontré que leur décomposition, dans ce cas, doit être extrêmement rare, si elle a jamais lieu. Mais la présence de ces matières peut causer un malaise, une irritation de la muqueuse et la solliciter ainsi à l'exhalation d'une plus grande quantité de gaz. Voilà pourquoi il est bon que les personnes venteuses, qui sont habituellement constipées, fassent usage, lorsque la constipation dure trop long-temps, de lavements ou mieux de demi-lavements émollients, qui, en faisant rejeter les excréments, ont l'avantage d'exciter la membrane musculaire à la contraction, pour faire, en même temps, expulser les vents, et c'est là effectivement ce qui arrive toujours. Quant aux matières de la transpiration insensible et de la sueur, il résulte de ce que j'ai dit qu'il faut, autant que possible, en favoriser l'issue.

Dans le coup d'œil général que je viens de jeter sur tous les objets qui font la matière de l'hygiène, on trouvera des préceptes suffisants pour se préserver, autant que possible, selon la constitution, l'idiosyncrasie, d'une digestion venteuse et d'une abondante exhalation de gaz, dans les voies gastriques. Mais cela ne suffit pas; on insiste et beaucoup de gens me tiennent le discours suivant : « Faites-moi digérer sans vents ; trouvez un remède qui les absorbe ; donnez-moi le moyen de me débarrasser facilement et sans effort de ceux qui me fatiguent ; je n'ai point d'autre mal ; je me porte bien d'ailleurs ; si je n'avais point de vents, je ne serais pas malade. » Il serait sans doute plus raisonnable de me demander le moyen d'empêcher les vents de se former et d'attaquer ainsi la cause et non l'effet. Je réponds cependant aux premières demandes : « Si vous avez une digestion venteuse, c'est parce que vos sucs gastriques sont altérés, et n'agissent pas d'une manière convenable sur les aliments ; si vos sucs gastriques sont altérés, c'est parce que vous avez eu une maladie de la muqueuse de l'estomac, qui a produit cette altération, tout comme vous voyez une maladie de la muqueuse de l'œil, du nez, etc. , amener un changement dans la composition du mucus qu'elle sécrète. Or, si cette altération est ancienne, longue et difficile à guérir, de deux choses l'une : ou il faut, en attendant,

trouver un moyen *innocent* qui absorbe les gaz
à mesure qu'ils se forment ou qui les empêche
chimiquement de se développer, ou bien il faut
n'user que d'aliments non venteux ou le moins
venteux possible, et s'aider de toutes les circonstances indiquées, pour favoriser la digestion.
Quant à ce moyen *innocent*, s'il existe, il est encore à trouver, quoique je le cherche depuis
long-temps, et je puis vous assurer qu'on n'en
trouvera jamais aucun réunissant les conditions
que vous demandez ; vous verrez tout à l'heure
ce que je vous dirai de ce qu'on appelle *absorbants*. Il faut donc vous décider, en attendant
mieux, à suivre le régime que j'ai prescrit, régime qui n'est certes pas bien sévère. Rappelez-
vous toujours une chose bien certaine : c'est
qu'avec les aliments que je vous ai désignés, et
en vous environnant de toutes les circonstances
favorables que j'ai signalées, vous mangerez même beaucoup sans inconvénient, tandis qu'avec
une dose vingt fois plus petite d'aliments venteux, tels que choux, haricots, et même en ayant
scrupuleusement égard aux mêmes circonstances,
vous vous exposerez à de grandes souffrances et
à tous les maux que vous redoutez.

Maintenant, si la maladie qui a amené cette
altération des sucs gastriques était ou est encore
une gastrite aiguë ou chronique, la muqueuse
pourra exhaler des gaz, en même temps qu'elle
exhale ces sucs ; elle pourra, dans cet état morbide, employer une partie du sang qu'elle reçoit

à la production de gaz, aux dépens des sucs gastriques, qui se trouvent altérés dans leur composition et appauvris, ce dont je vous ai cité des exemples dans mes premières lettres. Alors il faudra chercher à vous emparer non seulement des gaz développés, dans l'opération de la digestion, mais encore de ceux exhalés par la muqueuse. Il faudra donc traiter l'état de cette dernière membrane.

Enfin, si les gaz sont seulement le résultat de la maladie de la muqueuse gastrique ou gastro-intestinale, ou de la muqueuse intestinale spécialement, vous serez encore forcé de vous adresser à cette membrane malade, et en détruisant ou en diminuant son état d'irritation, d'inflammation, vous empêcherez aussi, ou vous diminuerez le développement gazeux.

Jusqu'à présent tout ce que j'ai dit se rapporte principalement aux moyens préventifs; il faut parcourir maintenant les divers genres de médication que considère la thérapeutique, en indiquant successivement l'utilité ou le danger de leur emploi : c'est ce que je ferai dans ma prochaine lettre.

Douzième Lettre.

1° *Les saignées*. Lorsqu'il y a pléthore sanguine,
l'expérience prouve que la nature cherche à se
débarrasser de la surabondance de sang qui la fatigue, par des mouvements fluxionnaires de tous
les genres, et notamment par un flux gazeux, dans
les voies digestives. C'est ce qu'on voit souvent
chez des femmes, à l'âge critique, qui deviennent
venteuses, ne l'étant pas auparavant, et qui cessent de l'être, après une saignée. Ainsi, si la pléthore sanguine est générale, il faut une saignée
générale. Si la pléthore est abdominale seulement,
les saignées à l'anus conviennent mieux, surtout,
s'il y a des dispositions hémorrhoïdales. Le flux
hémorrhoïdal, quand il paraît, fait disparaître le
flux gazeux. Si l'on éprouve dans quelques points
du bas-ventre, correspondant au tube intestinal,
une douleur sourde, profonde, devenant plus
forte, lorsque le besoin d'expulser un vent se fait
sentir, sans qu'on puisse le satisfaire; si l'on rapporte à ce point une sorte de gêne, d'obstacle,
comme dans l'observation de cette dame, dont je

vous ai parlé, il est probable qu'il y a là une irritation plus forte, une constriction spasmodique,
peut-être un engorgement, un rétrécissement;
c'est là qu'il faut appliquer un petit nombre de
sangsues et réitérer de temps en temps cette application. Au reste, il faut se guider en général ici,
pour l'application des sangsues, comme dans les
cas de gastro-entérite.

2° *Les adoucissants, les mucilagineux, etc.* Si
les vents ne peuvent être expulsés qu'à cause du
relâchement, de l'engourdissement, de l'inertie
des fibres musculaires, cette classe de médicaments ne convient ni à l'intérieur, ni à l'extérieur;
mais lorsqu'au contraire, il y a irritation, resserrement spasmodique, etc., l'utilité en est manifeste, surtout à l'extérieur : Embrocations huileuses, fomentations, cataplasmes émollients,
lavements mucilagineux, bains entiers, etc. S'il y
a, en même temps, relâchement d'un point et
constriction de l'autre, il faut savoir faire usage
alternativement des adoucissants et des toniques.
Il n'y a que l'expérience propre à chacun qui
puisse le guider, sous ce rapport. Il est bien difficile de se guérir d'une semblable complication,
l'état le plus insupportable et le plus douloureux,
dans la maladie qui nous occupe.

3° *Les toniques.* J'ai déjà dit les cas où ils con-
venaient. C'est lorsque, par un défaut d'inervation convenable, provenant de l'abus d'un régime
débilitant ou de l'action d'une cause débilitante
quelconque; lorsque, par un état d'affaissement,

de relâchement du tissu muqueux qui succède quelquefois à une gastro-entérite aiguë ou chronique plus ou moins intense, il y a vicieuse composition des sucs gastriques, action faible et incomplète de ces sucs pour la digestion. Je conseille alors le thé, les fleurs de camomille, l'écorce d'oranges amères, les sommités de centaurée, la chicorée amère, la racine de gentiane, le cachou, la rhubarbe [1], les amers en général, les martiaux, etc., et quelquefois l'eau très-froide ou la glace.

4° *Les stimulants.* On les emploie surtout dans les cas où l'on veut imprimer une secousse forte et subite au plan musculaire pour lui faire expulser les gaz. C'est alors que les infusions de menthe, de coriandre, de canelle, d'anis, de sauge, etc., les liqueurs de coings, de noix, de moldavique, etc., le rhum, le kirsch, les ratafiats, quelques élixirs, etc., peuvent être utiles; mais en général ces substances sont nuisibles, les liqueurs surtout, et si elles réveillent et excitent momentanément l'action des fibres musculaires, c'est pour les faire tomber ensuite dans un plus grand

---

[1] La rhubarbe peut être employée avantageusement sous la forme suivante :

R. Rhubarbe concassée, deux gros ;
    Semence d'anis,   une pincée ;
    Écorce d'orange,   un gros.

Enfermez dans un nouet de linge fin, faites tremper pendant douze heures, dans un verre d'eau chaude, et avalez cette dose en deux fois le matin à jeûn.

engourdissement. C'est dans cette classe surtout que se trouvent les remèdes connus sous le nom de carminatifs, remèdes dont on abusait évidemment, avec lesquels, si l'on parvient à expulser quelques vents, on s'expose à en faire développer bien d'autres, par le surcroît d'irritation qu'ils causent à la muqueuse, ce qui fait même que quelquefois ils s'opposent complètement à leur expulsion. Aussi il était arrivé que, guidés également par l'expérience, selon les faits dont ils avaient été témoins, les uns les admettaient toujours, et d'autres ne les conseillaient jamais. C'est à quoi Portal faisait allusion, lorsqu'il écrivait les paroles que je vous ai citées dans ma première lettre, relativement au rôle que l'irritation lui paraît jouer, dans ce phénomène.

5° *Les narcotiques, stupéfiants, calmants*, etc., peuvent être très-utiles, lorsque, chez des personnes à voies gastriques très-irritables, la distension d'un côté et la constriction de l'autre s'accompagnent, dans les fibres musculaires, de douleurs très-intenses, de coliques, de crampes, etc.

Dans ces cas, je suis parvenu à calmer momentanément les douleurs, sans l'expulsion d'aucun vent, avec quelques gros de sirop diacode, dans quelques onces d'eau de laitue ou de tilleul édulcorée avec du sirop de fleur d'oranges. La thrydace, l'extrait gommeux d'opium, l'extrait de belladonna, etc., peuvent être employés, avec avantage, à l'intérieur ou en lavement, pour

remplir le même but, sauf à aviser ensuite à
l'expulsion des gaz, par les autres moyens indiqués. Mais les substances de cette classe sont
principalement utiles en application extérieure
sur le ventre. Ainsi embrocations avec l'huile de
morphine, de pavot; fomentations bien chaudes
avec une décoction de jusquiame, de morelle,
de tête de pavot, etc. Je me suis fréquemment
assez bien trouvé de frictions légères sur les
points qui paraissent correspondre aux constrictions spasmodiques, avec une pommade composée d'extrait de belladonna et de cérat de Galien, parties égales. L'application des feuilles de
belladonna a produit aussi quelquefois le même
résultat; il paraît que cette plante agit ici sur le
point du tube intestinal resserré, comme elle
agit sur l'iris ou sur une ouverture dont les
bords sont spasmodiquement rapprochés.

6° *Les diurétiques et les diaphorétiques* n'offrent d'avantage que par les mouvements fluxionnaires dirigés, par leur action, vers des organes
importants, qui sont comme des émonctoires de
l'économie, et par la possibilité de remplacer
ainsi un flux par un autre. Mais, en général, ils
sont nuisibles, administrés à l'intérieur, parce
qu'ils sont tous plus ou moins stimulants des
voies gastriques; d'ailleurs la convenance de leur
admission demande, de la part du médecin, des
considérations qui ne sont applicables qu'au cas
particulier qui se présente.

7° *Les vomitifs* (en considérant toujours ces

remèdes, comme tous les autres, sous le rapport des vents), ne sont admissibles que lorsque l'estomac renferme beaucoup trop d'aliments ou des aliments indigestes, dont la digestion, à cause de la disposition connue de la personne, donnerait lieu à la formation d'une très-grande quantité de vents, ou bien lorsqu'il contient des saburres ou substances quelconques qui, en fatigant, en excitant la muqueuse, la sollicitent à une plus grande exhalation de gaz. Mais ces remèdes déterminant également eux-mêmes cette excitation, c'est à un médecin expérimenté à fixer la convenance de leur emploi.

8° *Les purgatifs* sont en général très-défavorables aux personnes venteuses. S'ils sont légers, ils ne déterminent souvent qu'une plus grande production de gaz; s'ils sont forts, ils changent, pour quelque temps, la nature du flux, mais c'est pour rendre, bientôt après, la pneumorrhée plus intense et plus intolérable, à cause du surcroît d'irritation qu'ils ne manquent jamais d'amener. Je conseille donc aux gens venteux de se purger le moins souvent possible. Dans tous les cas, si l'indication de se purger existe, les purgatifs salins sont ceux qui se montrent généralement les moins défavorables.

9° *Les antispasmodiques.* Ces remèdes sont utiles, lorsqu'il s'agit de détruire la trop grande susceptibilité ou irritabilité de la muqueuse d'où proviennent les gaz, ou bien quand il faut vaincre l'éréthisme nerveux dû à la forte distension que les vents, par leur élasticité et leur accumulation, font éprouver à cette muqueuse. Tels sont l'assa fœtida, la pivoine, la valériane, la fleur d'orangers, de tilleul, l'éther, le musc, le castoréum, etc.; mais il faut savoir distinguer l'état nerveux de l'inflammation à laquelle toutes ces substances seraient plutôt nuisibles. Ces substances peuvent aussi être très-utiles en applications sur diverses parties du ventre, sous formes d'emplâtres ou en frictions.

10° *Topiques révulsifs.* Lorsque les vents sont dus au mouvement fluxionnaire, à l'irritation, à l'inflammation, ces topiques, placés sur les membres, mais surtout vis-à-vis les points du tube digestif malades, produisent quelquefois d'excellents effets. Ainsi sinapismes, vésicatoires, liniments capables de produire une éruption, pommades ou emplâtres stibiés. Voici un emplâtre d'une composition mixte dont l'expérience m'a démontré l'efficacité :

R. *Galbanum.*
   Assa fœtida. } *un gros.*
   Térébenthine.

Poix de Bourgogne, six gros.
Saupoudrer avec un demi à un gros de tartre stibié.

Laissez cet emplâtre en place jusqu'à ce qu'il ait produit une assez forte éruption; panser ensuite la partie avec un linge fin enduit de cérat, ou bien la faire suppurer, avec des feuilles de poirée enduites de beurre, ou avec des onguents suppuratifs.

Les ventouses se montrent aussi d'une très-grande utilité dans la plupart des cas. Les anciens en avaient déjà une haute idée et en faisaient une fréquente application contre les maladies venteuses; mais c'était en se fondant principalement sur cette idée, que, par le moyen de la tumeur qui se formait dans la cavité de la ventouse, on attirait d'abord les flatuosités du dedans.

Si je considère, en second lieu, le traitement que j'ai appelé *chimique*, c'est ici que viennent se ranger ce que l'on appelait les *absorbants*.

Existe-t-il quelque substance capable d'absorber les gaz qui se développent dans les voies gastriques, sans devenir nuisible, soit comme ayant par elle-même quelque propriété irritante, vomitive, purgative, etc.; soit comme pouvant l'acquérir, en se combinant avec ces différents gaz, soit comme simplement réfractaire aux voies digestives, comme corps étranger offensant, fatigant la muqueuse par sa présence, et pouvant la solliciter à une plus grande exhalation de gaz? Après avoir fait des essais avec les substances les plus vantées et celles que j'ai pu m'imaginer, je suis porté à répondre par la négative. Autrefois on comptait beaucoup sur ces médicaments, tels que les matières calcaires, la craie, la poudre de coquilles, celle de nacre, les écailles d'huître, les yeux d'écrevisse, l'os de

sèche, etc.; le sous-carbonate de magnésie, la magnésie pure, etc.; mais c'est cette dernière substance, la magnésie pure, qui s'est montrée parfois
la plus utile ou la moins nuisible. Elle est au reste
beaucoup moins utile, lorsque ce sont des gaz, que
lorsque ce sont des acides liquides qu'il faut neutraliser. Elle ne peut même guère être mise avantageusement en usage, que quand c'est du gaz acide
carbonique qui se développe, ce qui arrive, par
exemple, à la suite de l'ingestion d'une boisson
fermentescible, comme la bière, le cidre. Hors
de là on ne peut guère s'en servir avec quelque
espoir de succès. J'ai remarqué que, lorsque les
gaz étaient dus à l'exhalation de la muqueuse, la
magnésie produisait un soulagement, plutôt en
agissant, par sa propriété légèrement laxative,
qu'en absorbant les gaz. En effet, en sollicitant
la muqueuse à des sécrétions liquides, elle ne
faisait que déplacer la fluxion et changer la forme
du flux, qui devenait liquide de gazeux qu'il
était d'abord. Ceci se conçoit très-bien et rentre
d'ailleurs complètement dans les principes que
j'ai développés. La meilleure manière d'employer
la magnésie pure, dans tous les cas précédents,
est de la donner, depuis un demi-gros, un gros,
jusqu'à une demi-once, une once, dans un peu
d'eau sucrée mêlée avec un peu d'eau de fleur
d'orange.

Je n'ai rien de plus à ajouter sur les remèdes
dits *absorbants*, parce qu'une saine théorie de
la formation des gaz et la juste appréciation de

la généralité des faits qu'offre la pratique médicale, doivent en général faire rejeter ces moyens, comme ne remédiant jamais à la cause, et comme n'ayant qu'une action très-infidèle contre l'effet.

J'ai dit, en troisième lieu, que le traitement était *mécanique* ou *chirurgical.*

Les vents peuvent être pompés, dans l'intérieur des voies gastriques, au moyen d'une canule ou d'une sonde à l'extrémité extérieure de laquelle on adapte un corps de seringue ou une pompe aspirante. Ce procédé est plus facilement applicable à l'anus et au rectum qu'à l'œsophage et à l'estomac. En effet, pour ces deux derniers organes, une sonde œsophagienne qu'on pourrait modifier d'une manière convenable, ne remplirait pas exactement la cavité de l'œsophage, de manière qu'il resterait entr'elle et les parois de cet organe un espace plus ou moins grand, par lequel l'air pourrait s'introduire dans l'estomac, à mesure que l'on en extrairait les gaz. D'ailleurs, ceux-ci ne remonteraient pas aussi facilement que les liquides, que l'on peut extraire sans peine par ce moyen. Cependant dans un cas de rétrécissement ou d'obstacle quelconque du côté du pylore ou du duodénum, avec distension énorme de l'estomac, par des gaz, et tous les dangers qu'une semblable distension entraîne, on pourrait avoir avantageusement recours à ce procédé habilement appliqué.

Quant à l'aspiration des gaz par l'anus, la chose est plus aisée. J'ai employé ce moyen avec succès

sur quelques personnes, et j'en ai retiré, parfois,
pour moi-même, quelque soulagement. Il suffit
quelquefois d'introduire une canule en gomme
élastique à la hauteur de quelques pouces, pour
donner issue à des vents sans aucun moyen d'aspiration. Mais il faut avouer que, si l'on peut
agir ainsi sur les gaz contenus dans les gros
intestins, on agit difficilement, ou on n'a même
nulle action sur les gaz que renferme l'intestin
grêle. De plus les engorgements, les rétrécis-
sements, l'état de spasme qui existent quelquefois dans un ou plusieurs points du trajet des
gros intestins, l'amas des matières fécales peuvent s'opposer plus ou moins au passage des gaz
ainsi aspirés. C'est un moyen, au reste, qui n'a
aucun inconvénient, lorsqu'il est rationnellement
appliqué, et que l'on peut employer toutes les
fois qu'il y a distension énorme du tube intestinal
par des vents, sans possibilité de les expulser par
tous les autres procédés indiqués.

Enfin, on a proposé, dans les cas désespérés, un
moyen extrême, qui consiste dans la ponction, par
un petit trois-quarts, à la fois des parois de l'abdomen et des parois du tube intestinal, dans le point
le plus distendu. Avant Morgagni et de son temps,
il paraît qu'on ne s'était guère hasardé à pratiquer
cette opération : car ce célèbre auteur dit (lettre
38e, § 25) : « Mais rien ne prouve mieux combien
« est difficile le traitement de l'une et l'autre es-
« pèce de tympanite, que le moyen que des hom-
« mes du plus grand mérite ont été forcés d'ima-

« giner, la *paracenthèse*. Toutefois il ne s'est
« encore trouvé personne, que je sache, parmi les
« chirurgiens prudents, qui ait voulu introduire
« l'aiguille dans une partie où il ne verrait pas
« qu'elle pénètre. Certes, il n'était pas du nombre
« des praticiens sages, celui qui, ayant perforé
« l'abdomen d'un tympanitique qu'il avait pris
« pour un ascitique, en présence de Van-Helmont,
« encore jeune, attendit inutilement la sortie des
« eaux. En effet, *ayant retiré le phlébotome, l'ab-*
« *domen s'affaissa aussitôt, et le malade mourut*
« *très-promptement; il sortit d'ailleurs des vents*
« *excessivement puants, et le cadavre était fétide.*
« Au surplus le corps ne fut point disséqué après
« la mort; mais il peut arriver très-facilement
« que, l'aiguille une fois retirée, la sortie de l'air
« produise quelquefois un soulagement de courte
« durée, et qu'il sorte aussi bientôt après d'autres
« matières, qui, en tombant dans le ventre, pro-
« duisent sans tarder une lésion mortelle sur les
« viscères, etc.......»

Vous voyez par là que ce moyen n'est pas sans
danger : il est vrai qu'on pourrait l'éviter, en n'employant, au lieu des trois-quarts ordinaires, que
des aiguilles fines ; mais alors l'ouverture serait en
général insuffisante, pour donner issue à l'air et
c'est avec raison que Portal dit (Pneumatie, page
219) : «Nous devons avouer que ces piqûres n'ont
« pas suffi pour laisser sortir les gaz, vraisembla-
« blement parce que, après l'extraction des aiguil-
« les, bien plus petites que les trois-quarts, dont

« on laisse quelquefois la canule dans la plaie pour
« faire couler les fluides, les parties molles qui
« entourent les orifices se gonflent, se rappro-
« chent et les ferment, d'où il résulte qu'aucune
« évacuation n'a lieu, etc. »

Cependant quelques praticiens ont obtenu, dans
un petit nombre de cas, une légère issue de gaz,
sans épanchement de matières dans le ventre,
par la ponction, avec un trois-quarts très-fin. J'ai
essayé moi-même cette opération sur un enfant
de sept ans, et je n'ai procuré, avec l'issue de
quelques vents puants, qu'un léger affaissement
du ventre qui était prodigieusement distendu ;
mais j'avoue que je n'hésiterais pas à l'essayer
encore, si, après avoir épuisé tous les autres
moyens, la distension de l'abdomen était tellement grande, qu'il y eût menace de rupture des
parois du tube digestif, sauf ensuite à traiter convenablement la maladie, dont le développement
des gaz ne serait que le résultat.

Voilà, Monsieur, tout ce que j'avais à vous
écrire, relativement au traitement. Vous voyez
que l'essentiel est de s'en prendre directement
aux causes qui engendrent les vents, afin d'a-
néantir le mal dans sa source ; ce qui est possible,
lorsqu'il n'y a pas disposition héréditaire, ou lorsque la maladie n'existe pas depuis trop long-temps.
Dans ces derniers cas, il est difficile à un traitement, quel qu'il soit, d'être entièrement curatif ;
c'est à un traitement simplement palliatif que l'on
peut avoir recours. L'un et l'autre de ces traite-

ments sont compris, avec des détails suffisants, dans tout ce qui précède. Mais quand les vents existent actuellement en très-grande abondance dans les voies gastriques, quand celles - ci se trouvent en proie à une très - forte distension, à la douleur, à des coliques, et à tous les autres accidents, avec ou sans coïncidence de divers phénomènes sympathiques plus ou moins graves, alors il faut tout employer, pour se débarrasser le plus promptement possible de ces vents, quelle que soit la cause dont ils dérivent. Les moyens à mettre en usage, dans ce cas, sont également compris dans ce qui précède; mais je crois utile de faire la récapitulation des principaux de ces moyens :

Infusions très-chaudes de thé, de fleurs de tilleul, de feuilles d'oranger, d'anis, de menthe, ou, au contraire, s'il y a sensation de forte chaleur dans les voies gastriques, de l'eau très-froide avec de l'eau de fleur d'orange, ou quelquefois même de la glace. On peut aussi se servir, avec succès, de la noix de galle, de la manière suivante :

R. Noix de galle, de un à deux gros.
Eau d'anis, six onces.
Sirop de fleur d'orange, deux onces.

Mêlez.

A prendre en une ou plusieurs fois, à de courtes distances.

En même temps, application de linges très-

chauds sur le ventre; frictions douces avec une
flanelle ou une brosse , imprégnées de vapeurs
aromatiques, de la vapeur des bains de genièvre,
de benjoin, de camphre. S'il y a des spasmes vio-
lents, des douleurs intenses, faire prendre un
morceau de sucre avec quelques gouttes d'éther
sulfurique , une potion légèrement antispasmo-
dique éthérée, une potion avec un quart de grain
à un grain d'extrait thébaïque , ou avec quelques
gros de sirop diacode, ou avec douze à quinze gouttes de laudanum. En même temps fomentations
émollientes et narcotiques sur le ventre , avec une
décoction de feuilles de mauve, de graines de lin,
de fleurs de camomille, de feuilles de jusquiame et
de morelle, de têtes de pavot. Embrocations avec
des liniments analogues, avec le liniment suivant,
par exemple , dont je me suis particulièrement
bien trouvé.

> *Huile de morphine , une once*
> *Cérat de Gallien,*
> *Extrait de belladonne,* } *un gros.*
> *Acétate de morphine, trois grains.*
>
> Mêlez.

Avoir recours aussi à des lavements émollients,
qui, en sollicitant légèrement la contractilité du
gros intestin, entraînent quelquefois l'action pé-
ristaltique de tout le tube intestinal, et font expulser les vents. Bains de siége; grands bains ;
application de quelques sangsues vis-à-vis le point
ou les points les plus douloureux du ventre. En-

fin , si ces divers moyens ne réussissent pas ,
chercher à absorber les gaz par l'usage déjà for-
mulé précédemment de la magnésie pure. Il est
évident que ce n'est que dans les cas tout-à-fait
extrêmes que l'on devrait avoir recours au traitement mécanique ou chirurgical dont j'ai parlé.

Je vais terminer cette lettre et notre correspondance, relativement aux maladies venteuses,
en mettant devant vos yeux quelques passages de
l'ouvrage cité de Fodéré, où cet auteur parle de
ce que l'expérience lui avait montré de favorable
sur lui-même et sur les autres, dans ces maladies.
Malgré la théorie bizarre de cet auteur que je vous
ai déjà signalée, relativement à la source la plus
féconde du développement de gaz, dans le corps
de l'homme malade, vous verrez que ces passages
renferment quelques bons conseils et quelques
observations très-justes sur le traitement diététi-
que des personnes venteuses.

« Il n'est certes aucun doute , dit Fodéré [1], que
les choux , les pommes de terre, les légumineu-
ses , les fécules, les fruits crus, et en général, tout
ce qui est capable de fermenter, ne doivent être
évités par ceux qui sont sujets aux vents ; mais
il ne faut pas oublier, d'une autre part, que les
laboureurs, les gens de peine, et ceux qui vivent
en plein air, usent habituellement de ce genre de
nourriture sans en être incommodés. J'ai remarqué
sur moi-même que je puis impunément en faire

[1] Ouvrage cité , page 95.

usage, quand je fais un grand exercice, soit à pied, soit en voiture, et surtout quand je voyage à pied dans les montagnes, quoique je m'y fatigue beaucoup ; mais je dois renoncer à ces aliments aussitôt rentré chez moi, et, livré de nouveau aux travaux du cabinet, forcé alors, sous peine de souffrir cruellement de toutes les manières, de n'user que de pain de froment, bien cuit, et d'une nourriture animale, composée d'œufs et de chair d'animaux adultes, en petite quantité à la fois. Au surplus, quelque salutaire que soit en lui-même le régime alimentaire qu'on ait adopté, sa continuation cesse souvent d'être utile, par l'effet de l'habitude ou de la monotonie, qui agit désagréablement, tant sur nos facultés physiques, que sur nos facultés morales, ce qui fait que nous devons le changer quelquefois.

« J'ai observé aussi et sur moi et sur les autres, que l'air vif et sec rend ces infirmités beaucoup plus rares et moins intenses, tandis que le contraire est produit par les lieux bas et l'air humide des sols enfoncés, ombragés par les maisons, les forêts, et les collines cultivées ; je dis, les bois et les vallons d'une riche culture, parce qu'à ma grande surprise, j'y ai observé et traité plusieurs de ces malades, dont pourtant les lieux arides et élevés fournissent aussi des exemples, puisque j'ai rencontré des hypocondriaques parmi les meuniers et meunières des moulins à vents, les carriers et les mineurs, vivant toujours dans les montagnes. Quant à moi encore, je rapporterai que j'en souffre beaucoup à Strasbourg, ville basse et humide, et qu'en même temps je n'y suis pas moins tourmenté d'affections catarrhales, soit du gonflement des membranes muqueuses, depuis celles de la bouche et des fosses nazales, jusqu'à celles qui tapissent les voies digestives et urinaires ; et que m'étant procuré à dessein une campagne éloignée de six lieues, et sur un plan élevé plus sec (à Benfeld), ce gonflement et ce malaise, accompagnés de flatuosités, deviennent moindres, et souvent même sont entièrement dissipés, quels que soient ma boisson et mes aliments ; et ces infirmités commencent à reparaître, à deux lieues de distance de la ville, à Fegersheim, et à augmenter à mesure que je m'en rapproche à mon retour, d'où on peut conclure avec certitude : 1° qu'il est des constitutions physiques, ou héréditaires, ou acquises, qui font exception à la puissance générale qu'ont tous les êtres vivants de changer, par la voie de la digestion et de la nutrition, en leur propre nature, tous les aliments quelconques, sans en avoir aucune conscience ; et ces exceptions appartiennent à ceux qui mènent une vie sédentaire, renfermée, ou qui exercent constamment leurs facultés intellectuelles, aux dépens des autres facultés ; 2° que l'exercice musculaire et la jouissance du grand air, ainsi que la lumière solaire, garantissent en général des spasmes, des flatuosités et des diverses aberrations qui en sont la suite, sans exiger de choix dans les aliments ; 3° qu'il existe un rap-

port manifeste entre l'air humide, surtout froid
et humide, et l'altération des tissus, ainsi que des
fonctions des membranes muqueuses; d'où il résulte, que le régime des peuples qui passent leur
vie au grand air, et dans un continuel mouvement, semblerait être une des premières conditions pour maintenir l'harmonie des forces vitales,
seule propre à préserver des flatuosités et de
leurs tristes suites, pourvu que des poussières
âcres et irritantes ne viennent pas remplacer les
autres causes pathogéniques.

« Mais les diverses professions sédentaires, et
celles qui tirent leur principal appui de l'exercice
continuel des facultés intellectuelles, si nécessai-
res à l'intégrité de l'état social, ne permettent pas
à tous les citoyens de vivre au grand air et dans
les champs; et ceux qui se livrent aux travaux
intellectuels doivent d'avance faire le sacrifice de
leur santé. Même les passions, comme la haine,
l'envie, l'ambition, la tristesse, l'ennui, la re-
cherche opiniâtre des richesses et des plaisirs,
mouvements inévitables de notre intérieur, sont
autant, et peut-être plus, que la culture des sciences et des lettres, qu'ils n'accompagnent que trop
souvent des causes de ces altérations d'équilibre
des forces sensitives et motrices, ainsi que du relâchement des liens qui retiennent les gaz, réunis
en molécules solides et nutritives; de là la fré-
quence des spasmes du canal digestif, sa faiblesse,
toujours principe des convulsions et des dégage-
ments des fluides élastiques incarcérés; de là éga-

lement la nécessité d'une cure palliative, par laquelle nous sommes forcés de remplacer la radicale, puisqu'il n'est pas au pouvoir de l'homme de changer à volonté la texture primitive du tissu de ses organes. Cette cure consiste naturellement en premier lieu, à mettre la plus grande sobriété dans tous les repas, qu'il ne faut prendre qu'à des heures réglées, de manière à ne les recommencer qu'après que l'on s'aperçoit que la digestion du dernier est tout-à-fait achevée ; et à éviter tous les aliments fermentescibles, en quoi, indépendamment des règles générales, chacun doit connaître, par sa propre expérience, ce qu'il digère facilement et ce qu'il ne digère pas, sans se diriger sur ce que le vulgaire appelle aliments lourds ou aliments légers, ces propriétés étant relatives, et des gelées, ainsi que des fécules, étant bien souvent plus difficiles à digérer et plus venteuses, qu'une nourriture plus lourde en apparence. Un second point très-important consiste à éviter, autant qu'il est possible, l'air humide, dans ses divers degrés de température, mais surtout dans la température froide, laquelle donne lieu au catarrhe froid, soit aux maladies muqueuses, aiguës et chroniques, et pour que nos tissus lui résistent davantage, de sacrifier chaque jour une à deux heures de son temps à marcher en plein air, sur un plan incliné, plus ou moins vite et plus ou moins loin, suivant que les forces le permettent et sans se fatiguer ; car, en fait d'exercice, il ne faut pas moins en régler la quantité et la qua-

lité, d'après la constitution physique d'un chacun;
et quoique l'exercice soit moins convenable après
le repas, à l'exception des plus légers, tel que celui de billard, adopté avec raison dans toutes les
grandes maisons, il est cependant moins nuisible,
d'après mon expérience, que de se laisser aller
au sommeil, d'où l'on ne sort que dans un état
d'hébétude et d'engourdissement, les voies respi-
ratoires pleines de mucosités, et menaçant de
suffocation ; et l'exercice, répéterai-je encore, est
d'autant moins nuisible après le repas, que l'on a
peu mangé; car, si par extraordinaire, le repas
a été long et copieux, il faut se garder de l'exercice, et l'on est alors comme ces lourds animaux
qui consomment beaucoup, et comme les anciens
qui mangeaient sur des lits, c'est-à-dire, que l'on
a besoin d'un sommeil tranquille pour digérer. »

Vous voyez que dans les conseils préservatifs de
Fodéré, comme dans les miens, il y a pour les
personnes sujettes aux flatuosités une considération fondamentale qui domine et qui peut être
ainsi formulée : le *régime*, le *régime* et *toujours
le régime*. Mieux vaut se priver de quelques habitudes que les hommes appellent des jouissances,
que de rester en proie à un mal dont l'excès est
insupportable. Fodéré a pu d'autant plus sentir
l'importance de ces préceptes que, forcé de se
traiter lui-même pour la maladie venteuse dont il
était fortement affecté, il a été conduit à ces résultats par une expérience journalière.

Quant à moi, en avouant franchement, au début de mon ouvrage, qu'atteint moi-même de la maladie dont je traite, j'avais eu, pour l'étudier attentivement, des motifs que tous les médecins n'ont pas, j'ai voulu apprendre combien j'avais été intéressé à apporter la plus grande sévérité dans l'examen, l'appréciation des faits et les conclusions que j'en ai tirées. Heureux le médecin qui peut apprécier sur lui-même la valeur des symptômes et du traitement relatifs à une maladie dont il fait l'objet de ses méditations ! car ses ouvrages doivent être empreints alors d'un plus grand cachet de profondeur et de vérité. Je pourrais vous en citer plus d'un exemple, et si ce sublime conseil, *connais-toi toi-même*, fut donné d'abord pour être appliqué à l'homme moral, il doit, à bien plus forte raison, être appliqué à l'homme physique, malade, comme bien portant.

FIN.

TABLE DES MATIÈRES.

TABLE DES MATIÈRES.

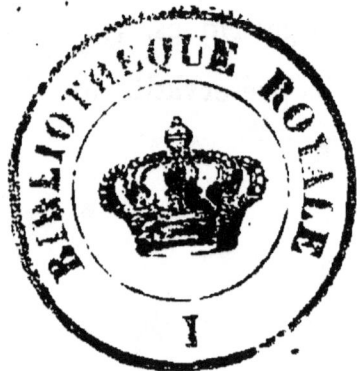

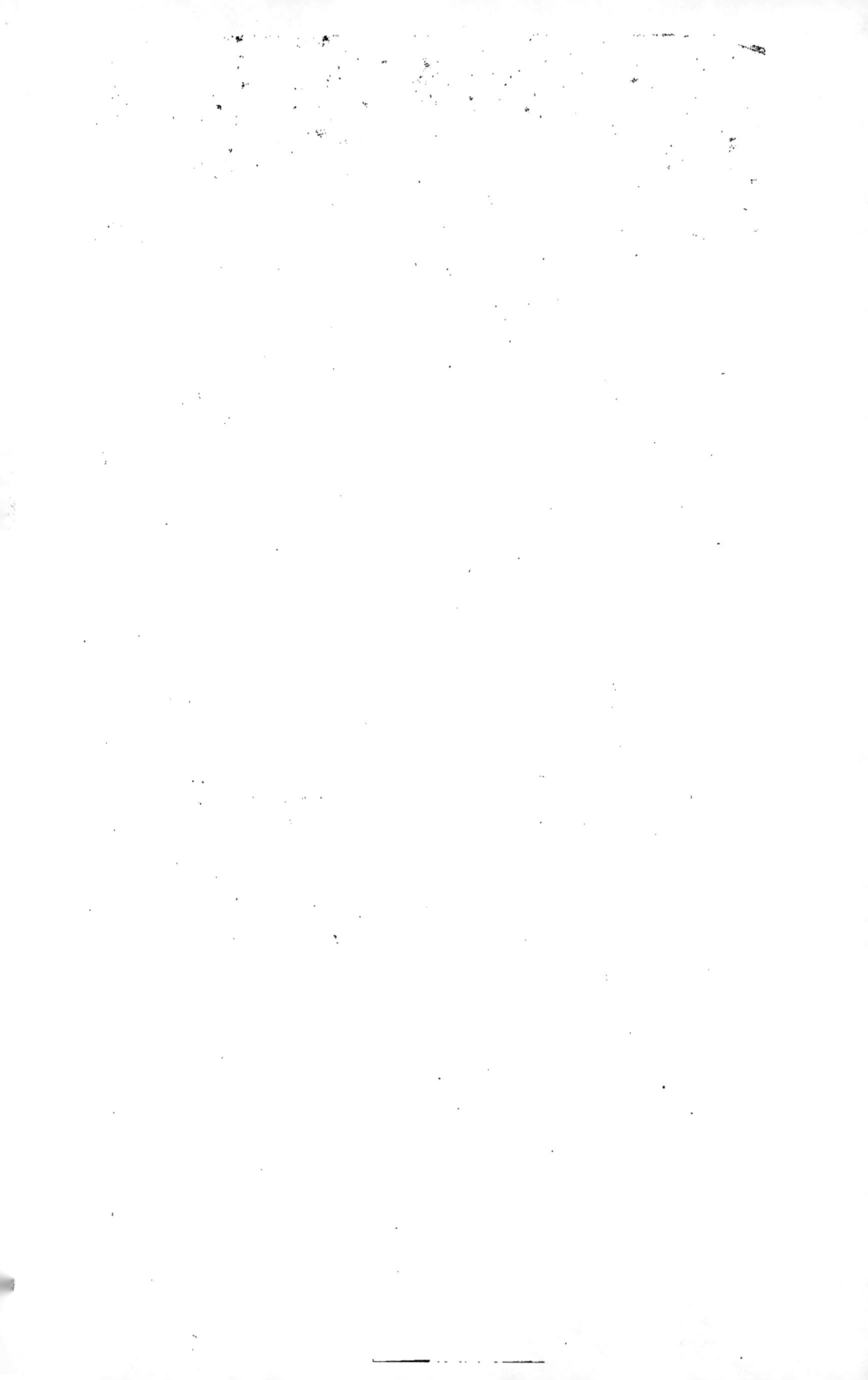

www.ingramcontent.com/pod-product-compliance
Lightning Source LLC
Chambersburg PA
CBHW071635200326
41519CB00012BA/2312